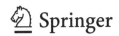

慢性病人群健康管理

Population Health Management for Poly Chronic
Conditions: Evidence-Based Research Approaches

中文翻译版

主　编　〔美〕托马斯·T.H.万德（Thomas T. H. Wan）
主　审　郭　清
主　译　黄红卫　舒　艳　赖　玮
副主译　陈　玉　占锦峰　刘林华　沈绍晨

科　学　出　版　社
北　京

图字：01-2021-3459

内 容 简 介

本书分三部分内容。第一部分说明了人口健康管理如何从健康人口统计学发展到人口健康管理，并解释了如何采用不同的策略来改善人口健康管理。第二部分确定了人为因素改变再住院风险的证据。第三部分提出了通过使用健康信息技术，设计、实施和评价相关的以人为中心的保健战略。本书致力于人群健康管理，以及如何利用人群健康管理来改善慢性病患者的保健和治疗效果。本书采用跨学科方向指导的综合方法，结合宏观和微观理论，促进人群健康管理。本书指出了许多先进国家观察到的创新护理管理解决方法的经验证据和专家意见所建议的战略方向，为慢性病人群及慢性病工作者提供了明确的循证方法和宝贵的经验财富。适合各级全科医师、体检机构人员、慢性病高风险人群自我管理使用。

图书在版编目（CIP）数据

慢性病人群健康管理/（美）托马斯·T. H. 万德（Thomas T. H. Wan）主编；黄红卫，舒艳，赖玮主译．—北京：科学出版社，2021.11
书名原文：Population Health Management for Poly Chronic Conditions: Evidence-Based Research Approaches
ISBN 978-7-03-070198-5

Ⅰ. ①慢… Ⅱ. ①托… ②黄… ③舒… ④赖… Ⅲ. ①慢性病－诊疗－手册
Ⅳ. ①R4

中国版本图书馆CIP数据核字（2021）第213971号

责任编辑：王灵芳 / 责任校对：张 娟
责任印制：赵 博 / 封面设计：蓝正广告

Population Health Management for Poly Chronic Conditions: Evidence-Based Research Approaches
by Thomas T. H. Wan, edition: 1
Copyright © Springer International Publishing AG, 2018
This edition has been translated and published under licence from Springer Nature Switzerland AG.

科学出版社 出版
北京东黄城根北街16号
邮政编码：100717
http://www.sciencep.com

北京画中画印刷有限公司 印刷
科学出版社发行 各地新华书店经销

*

2021年11月第 一 版　开本：720×1000　1/16
2021年11月第一次印刷　印张：10 1/4
字数：173 000

定价：99.00元
（如有印装质量问题，我社负责调换）

译者名单

主　　审　郭　清
主　　译　黄红卫　舒　艳　赖　玮
副 主 译　陈　玉　占锦峰　刘林华　沈绍晨
译　　者　（按姓氏笔画排序）

王　丽　　占锦峰　　卢志文　　吕华荣　　刘玉萍
刘林华　　刘淑娟　　江　迎　　李　珍　　杨　玲
杨　柳　　杨群英　　杨碧云　　肖麓宇　　吴桂萍
吴晓安　　况秀清　　沈邦干　　沈绍晨　　宋震亚
张　群　　陈　玉　　陈谷霖　　罗韵晴　　周卫华
胡白娥　　夏忠彬　　徐晓玲　　高　燕　　唐　婷
黄红卫　　黄紫庆　　舒　艳　　曾　强　　谢辉莉
赖　玮

主译简介

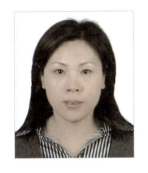

黄红卫 南昌大学第二附属医院体检中心主任、泌尿外科主任医师、硕士生导师；江西省医学会健康管理学分会主任委员；江西省研究型医院学会健康管理学分会主任委员；江西省保健学会健康管理学分会名誉主委；中华健康管理医学教育学院江西省分院院长；江西健康服务行业协会健康管理与促进产业分会理事长；中华医学会老年健康管理分会委员；中华医学会健康管理学分会第五届委员，教育与培训学组、健康信息学组、心理健康管理学组委员。以第一作者或通信作者发表SCI论文4篇，主持省级课题6项。

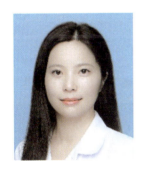

舒 艳 南昌大学第二附属医院体检中心副主任、呼吸内科主治医师；江西省医学会健康管理学分会委员会委员；江西省研究型医院学会健康管理学分会常务委员兼副秘书长；江西省研究型医院学会健康管理学分会总检质控学组组长；江西省中医药学会健康管理学专业委员会委员。任职期间积极推动江西省健康管理事业，对客户能做到精准个体化体检，能用临床思维模式按八大系统归类法撰写主检报告；以第一作者发表SCI论文1篇，主持省级课题1项。

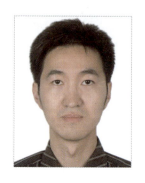 **赖 玮** 南昌大学江西医学院毕业，南昌大学第二附属医院心血管内科科研型博士；主要研究方向为心律失常的遗传学和心肌细胞电生理的机制学；主持江西省研究生创新基金项目1项，以第一作者发表SCI论文1篇。现南昌大学第二附属医院体检中心医师、科研组组长；江西省保健学会健康管理学分会委员。

中文版序 1

20世纪以来，随着传统严重传染病的有效控制，慢性病在疾病谱及死亡谱中的位置逐渐升高。无论是在发达国家还是发展中国家，心脑血管疾病、糖尿病、肥胖、恶性肿瘤等慢性疾病逐渐成为多发疾病，慢性病已成为21世纪威胁人类健康的主要疾病。在我国，慢性病导致的死亡人数接近疾病总死亡人数的80%，且其医疗支出占医疗总支出的75%以上，因此慢性病人群的健康管理现状形势严峻。全世界都在积极出台相关政策，将慢性病防控工作纳入国家医疗战略。

2016年10月，为推进健康中国建设，提高人民健康水平，根据党的十八届五中全会战略部署，由中共中央、国务院印发了《"健康中国2030"规划纲要》。该纲要是今后15年推进健康中国建设的行动纲领。坚持以人民为中心的发展思想，牢固树立和贯彻落实创新、协调、绿色、开放、共享的发展理念，坚持正确的卫生与健康工作方针，坚持健康优先、改革创新、科学发展、公平公正的原则，以提高人民健康水平为核心，以体制机制改革创新为动力，从广泛的健康影响因素入手，以普及健康生活、优化健康服务、完善健康保障、建设健康环境、发展健康产业为重点，把健康融入所有政策，全方位、全周期保障人民健康。2017年1月，为进一步加强慢性病防控工作，依据《"健康中国2030"规划纲要》，由国务院办公厅发布《中国防治慢性病中长期规划2017—2025年》，旨在提高患者生存质量，减少可预防的慢性病发病、死亡和残疾，实现由以治病为中心向以健康为中心转变，促进全生命周期健康，延长居民健康期望寿命，为推进健康中国建设奠定坚实基础。2019年7月，由健康中国行动推进委员会制定的《健康中国行动（2019—2030年）》，统筹推进组织实施、监测和考核相关工作。

目前，慢性病人群健康管理建立了一种新的护理模式，通过循证医学的实践和研究，可更好地协调和管理慢性病护理系统，帮助科学家和实践者在减少卫生支出和医疗保健等方面达成共识，最终形成有效且可持续的解决方案。本书从人口统计学出发，采用不同策略体系来改善人群健康，同时结合生物信息技术，研究和实施以人为中心的卫生保健战略，在当前形势下具有特殊而明确的指导意义。

王水平

江西省卫生健康委员会党组书记、主任

中文版序 2

"十四五"时期我国将进入中度老龄化阶段,积极应对人口老龄化已成为国家战略。近年来,我国的养老服务体系不断完善,通过医疗保健服务提升养老服务整体水平的医养结合模式,成为破解人口老龄化问题的重要路径。我国人口基数较大,老龄化形势严峻,因此慢性病健康管理尤为重要。该书采用多学科方向指导的综合方法,结合宏观和微观理论,对多发性慢性病的多重影响进行详细阐述,可用于适当借鉴国外先进技术方法,促进人口健康管理,改善慢性病患者的保健和治疗效果,为医疗工作者进行慢性病健康管理提供明确的循证方法,为更好地开展健康服务提供指导。

生活方式管理、长期护理、疾病管理及健康信息和数据管理等,在新时期慢性病管理中均发挥着举足轻重的作用。如何协调慢性病的有效管理模式,对患者的生活质量、发病率、死亡率及疾病经济负担的影响尤为重要。

该书首先阐述了从统计学健康人口到特定目标人口的护理管理的演变,着重介绍了人口健康管理中的健康趋势、成本控制机制及综合人口健康方法的多个领域的机制,详细记录了慢性病流行病学的研究方法和趋势,旨在为慢性病提供一系列经济有效的护理办法。通过利用和优化人口健康管理框架,进一步深入了解以患者为中心的多种慢性病有效护理管理路径。此外,该书还通过案例阐释了慢性病防控的路径,对心力衰竭患者住院和再住院进行了系统性回顾和 Meta 分析,同时使用纵向研究设计,对农村医疗保险受益人心力衰竭住院变化的情况进行了实证研究。另外,该书还强调以人为中心的护理管理策略,从而优化长期护理与健康信息技术相结合的健康管理效果和效率,通过设计和开发云端信息网络系统,建立综合性健康管理档案,构建全方位健康管理数据监测和一体化慢性病管理模型,为广大慢性病患者提供智能化的健康管理模式。

在新的历史时期,我们要加快建立科学、有效的慢性病防控体系,构建高风险人群"早筛查、早评估、早干预"的健康管理服务模式,充分利用 5G、互联网及大数据等新兴技术，推进健康中国行动的创新实践。通过有效管控个人健康危险因素，为我国慢性病人群健康管理提供指导，实现"促健康、防大病、管慢病"，为我国"十四五"规划目标的实现贡献"健康管理人"的力量。

郭 清

医学博士，教授

中华医学会健康管理学分会主任委员

中华预防医学会卫生保健分会主任委员

中文版序 3

习近平总书记在全国卫生与健康大会上指出，没有全民健康，就没有全面小康。要把人民健康放在优先发展的战略地位，以普及健康生活、优化健康服务、完善健康保障、建设健康环境、发展健康产业为重点，加快推进健康中国建设，努力全方位、全周期保障人民健康，为实现"两个一百年"奋斗目标、实现中华民族伟大复兴的中国梦打下坚实健康基础。这充分体现了习近平总书记对人民健康的高度关切和重视。

认真贯彻习近平总书记的指示，在常态化疫情防控的背景下，重新审视健康管理内涵，完善慢性病的应急体系，对构建慢性病健康管理体系意义重大。加快推进健康中国建设，是我们党对人民的郑重承诺。《"健康中国2030"规划纲要》提出，全面建立健康影响评估制度，系统评估各项经济社会发展规划和政策、重大工程项目对健康的影响。同时提出，完善人口健康信息服务体系建设，推进健康医疗大数据应用。

该书从慢性病防治中存在的问题出发，综合分析健康管理在慢性病人群防治中的意义，充分探讨慢性病健康管理在当今形势下的整合模式，有利于提升人群的健康管理意识，为我国慢性病防治工作提供一定的参考与借鉴。

祝新根

南昌大学第二附属医院副院长（主持行政工作）

译者前言

随着我国经济的迅速发展，慢性病已成为我国居民主要的死亡原因之一，并造成沉重的经济负担。尽管近年来我国慢性病管理工作取得了一定的成果，但其碎片化、连续性不足等问题仍较突出。目前迫切需要一个更加稳定、高效的慢性病健康管理体系，整合到慢性病人群的整体规范化框架中。

本书详细介绍了通过基于创新型医疗信息技术的知识管理模型，使医疗补助管理的医疗经济安全性达到良好的状态，利用健康信息学研究实验室（Health Informatics Research Lab，HIRL）数据，实现社区卫生中心（Community Health Center，CHC）的最佳性能。为医疗补助建立理想知识管理计划的基础，包括以患者为中心的护理管理，护理管理团队应该执行协调的服务，如评估、护理计划、护理评估和结果跟踪；高效的全面护理，如提供全面的预防和治疗服务；临床和社会服务都应得到有效协调和评估，以改善患者的疗效；有效使用信息和护理技术，在以价值为基础的支付制度中建立可以促进护理质量的激励计划，参与医疗过程和结果是建立对医疗系统信任的重要步骤。

在改进人口健康管理研究和实践需求的启发下，我们基于结构、过程和结局三个维度，对慢性病持续管理质量及效率进行深入研究。从综合理论的视角看，人口健康问题是在慢性病广义生态学研究领域的创新。以人为本，强调人口层面上的健康管理，促使我们对行政职能和"患者本位"医疗模式的相关因素（如倾向因素、促成因素和医疗需求因素）进行了概念化和实证研究。及时且深入的人口健康管理研究，为完善多病种和多种慢性病的综合医保政策提供了重要的信息参考。通过建立健康管理体系，形成相互配合协调的公共卫生服务管理稳定机制，真正意义上实现各部门、各系统同向同心的运作，守护好人民群众的健康线和生命线。

有幸获得王水平主任、郭清主委、祝新根院长的支持，并为本书作序。为了确保本书的专业质量，我们还邀请了曾强、刘玉萍、张群、宋震亚教授帮助审校。同时，对全国卫生产业企业管理协会的支持及科学出版社的帮助表示最诚挚的感谢。在本书出版之际，我们愿借此机会，向参与本书翻译工作的同仁们，以及所有帮助和支持本书出版的朋友们致以最衷心的谢意。

本书欠妥之处，恳请读者不吝赐教。

黄红卫

南昌大学第二附属医院

2021 年 5 月

原书前言

老龄化人口（尤其是 80 岁及以上人口）增长的现象在全球范围内普遍存在，既包括发达国家，也包括发展中国家。预期寿命的延长通常与人们的生活方式、健康习惯（P）、卫生组织和医疗保健创新（O）、环境条件的改善（E）及卫生技术应用（T）的变化有关。Fries 和 Crapo（1981）在他们的重要著作 *Vitality and Aging*（《活力与衰老》）中主张慢性病人群发病率和死亡率的压缩现象发生在人口水平的基础上，其生存曲线接近矩形。

慢性病的出现通常伴随着年龄的增长。多种慢性病（poly chronic condition，PCC）也称为多发慢性病（multi-chronic condition，MCC），是指一个人患有一种以上慢性病（如高血压、2 型糖尿病和冠心病等）。人口健康管理（population health management，PHM）被定义为通过识别基于相似特征（如疾病、社会经济地位和地区）的特定人口来指导患者治疗和管理的框架。融合和协调护理是必须解决的重要方面，以便覆盖目标人口，为他们提供优质的护理，并降低护理成本。确定与较高风险和费用相关的护理和治疗模式，并制订治疗方案和干预措施，以改善这些患者的健康状况，这需要患者、护理人员、提供者、社区实体和其他利益攸关方的参与。人口健康管理的充分性取决于如何将多项任务结合起来，如健康和生活方式管理、协调护理或疾病管理、需求或利用管理、慢性护理管理、质量管理，以及健康信息和数据管理。

人们对慢性病的模式和趋势如何受到环境和个人因素的影响知之甚少，这些因素可能直接或间接影响慢性病发病率和死亡率的轨迹变化。Wan 等（2016）对健康差异、慢性阻塞性肺疾病（chronic obstructive pulmonary disease，COPD）和哮喘患者住院治疗结果的背景、组织学和生态学决定因素进行了大规模的、基于人口的研究。但是，在风险调整住院率的总方差中，只有有限的一部分归因于这三个预测变量（决定因素）。Wan 等（2017）在对糖尿病护理教育和研究文献的系统综述中记录了一些个人因素，如缺乏对药物治疗的依从性、对糖尿病控制的医学知识了解不足,以及对预防行为改变和预防措施的态度及动机不佳,这些个人因素可能导致住院患者的治疗结果和变化与 2 型糖尿病有关。此外,在了解与多种慢性病存在相关的时间、人员和地点这一流行病学三元特征方面存在知识差距(Wan et al,2016a,2016b)。

  从全球研究的角度出发,需要循证护理管理和实践,以增强有效和高效护理提供系统的设计、实施和评估。由于其医疗保健需求的复杂性,患有多种慢性病的患者需要更多的保健服务,并且治疗费用也是最高的。美国医疗保健研究与质量局称,2010 年多种慢性病患者的治疗费用占美国总医疗保健支出的 71%,即 1 美元中有 71 美分是用于治疗慢性病。只有 8.7% 的患者患有 5 种或 5 种以上的慢性病,但他们的治疗费用占医疗支出的 1/3 以上(35%)(Gerteis et al,2014)。医疗保险的支出大部分也来自多种慢性病患者的消费。2010 年,患有 2 种或 2 种以上慢性病患者的治疗费用占医疗保险总支出的 93%,有 14% 的患者患有 6 种或 6 种以上的慢性病,其治疗费用占医疗保险总支出的 46%(Centers for Medicare and Medicaid Services,2012)。

  2010 年,患有多种慢性病的患者人数占住院患者总人数的 70% 以上,其中 50% 以上是患有 5 种以上慢性病的患者(Gerteis et al,2014)。使用由 2012 年美国医疗保健研究与质量局医疗保健成本与利用项目国家住院患者数据库提供的理赔数据,对可能患有可预防的急性和慢性疾病而住院的患有多种慢性病患者进行分析,结果显示,超过 90% 的慢性病门诊患者患有 2 种或 2 种以上的慢性病,超过 20% 的患者患有 6 种或 6 种以上的慢性病。约 80% 因潜在可预防的急性病而住院的患者中,超过 10% 的患者患有 6 种或 6 种以上的慢性病(Skinner et al,2016)。随着医疗保险受益人中慢性病患者人数的增加,每年的住院人数和再住院率也在增加。2010 年,分别有 4%、13% 和 30% 的医疗保险受益人因 0~1 种、2~3 种和 4~5 种慢性病而住院。在患有 6 种或 6 种以上慢性病的患者中，63%的患者住院治疗，其中16%的患者住院次数超过3次（Centers for Medicare and Medicaid Services，2012）。2011年，在患有0～1种慢性病的患者中，30天内再住院率为8.9%；在患有2～3种慢性病的患者中，30天内再住院率上升至10.3%；在患有4～5种慢性病的患者中，30天内再住院率上升至13.5%；在患有6种或6种以上慢性病的患者中，30天内再住院率上升至25%（Lochner et al，2013）。

由于美国颁布了《患者保护和平价医疗法案》（ACA），医疗保健在获取、质量和价值等多方面都得到了改善，然而在治疗多种慢性病方面仍然存在许多障碍，如在协调护理和服务提供方面存在差距。我们的研究表明，由于人口健康管理计划可有效控制成本，提供高质量的护理，并改善健康状况，因此应将其纳入大多数医疗机构。今后的工作可侧重于将人口健康管理框架纳入慢性病患者护理的方法，从而实现递送系统的价值转型。

本书的主要目标是识别在设计、实施和评估患有多种慢性病的目标人群管理研究的知识差距。在流行病学领域，医生可以通过应用创新的多层干预措施来促进慢性病的一级、二级和三级预防而使患者受益。

此外，我们相信，人口卫生专业人员、行为和社会科学家、管理专家、临床医生和政策决策者之间可以跨部门合作，共同努力，将多个科学领域整合到跨学科战略中，以优化人口健康。本书希望通过基于证据的实践和研究，帮助科学家和实践者们在减少卫生支出和缩小医疗保健差异方面达成共识。最终，我们将分享实用、有效和可持续的解决方案，以针对适合的（高风险）人群，更好地协调和管理慢性病护理系统。

更具体地说，通过我们在多部门调查人员之间的研究和教育交流，我们可以实现以下目标。

1. 确定可以从慢性病护理的多层次预防和治疗干预中受益的相对同质人口。

2. 学习并分享可以减少长期护理差距的策略。
3. 开展人口健康管理的纵向合作研究。
4. 重新设计和改造慢性病护理，以提高交付系统的效能和效率等性能。
5. 传播循证研究结果，促进临床和行政决策支持系统或相关卫生信息技术的设计、使用和评价。

本书分三部分，共 10 章。第一部分说明了人口健康管理如何从健康人口统计学发展到人口健康管理，并解释了如何采用不同的策略来改善人口健康管理。第二部分确定了人为因素改变再住院风险的证据。第三部分提出了通过使用健康信息技术，设计、实施和评价相关的以人为中心的保健战略。

第一部分共 4 章。第 1 章阐述了人口健康研究重点从健康人口统计学到目标人口的护理管理的演变。第 2 章阐述了人口健康管理中的健康趋势、成本控制机制及综合人口健康方法在多个领域的机制，因为每个领域都与多种慢性疾病有关。常用的有以下几种控制成本的机制，如侧重于按绩效付费（pay-for-performance，P4P）、诊疗分组系统（diagnosis-related group，DRG）、再住院罚款计划（hospital readmission penalty program，HRPP）及基于质量和绩效的价值支付。第 3 章介绍了人口健康管理的法则。第 4 章通过利用和优化人口健康管理框架，进一步深入了解以患者为中心的多种慢性病的有效护理。

第二部分包括 3 章。第 5 章讨论了慢性病的预防。第 6 章对心力衰竭患者住院和再住院进行了系统回顾和 Meta 分析。第 7 章使用纵向研究设计，对影响美国东南部 8 个州农村医疗保险受益人心力衰竭住院变化的背景、组织和生态因素进行了实证研究。

第三部分主张需要采用以患者为中心的护理管理策略，以优化长期护理与健康信息技术相结合的效果和效率。该部分共 3 章。第 8 章综合了有关护理管理创新和采用的文献，特别是与心力衰竭、2 型糖尿病和肾衰竭有关的文献。

第9章通过老年人联合信息网络设计（federated information network design for elders，FINDER）或健康FINDER来介绍集成医疗系统的设计和过程。第10章演示了以理论为基础的预测分析方法的应用，该方法是通过系统回顾和Meta分析开发的以心力衰竭患者住院为基础的预测分析方法，用于制定基于云的患者决策支持系统，以避免或最大程度降低患者因心力衰竭再住院的风险。

最后，本书以促进人口健康管理实践和研究的结语结束，展望了以人口健康管理为导向的全球健康管理的实施和评价前景。

Thomas T. H. Wan
College of Health and Public Affairs
University of Central Florida
Orlando, FL, USA

目　录

第一部分　探索人口健康管理的趋势和策略

第1章　公共卫生发展从人口健康到人口健康管理 ·················· 002
1.1　人口健康的定义 ·················· 002
1.2　人口健康管理的定义 ·················· 003
1.3　协调护理机制 ·················· 004
1.4　目前的卫生保健环境 ·················· 005
1.5　执行的挑战 ·················· 005
1.6　制订、执行和评估长期状况人口健康管理方案的要求 ·················· 006
1.7　电子病历系统 ·················· 007
1.8　数据驱动的方向 ·················· 008
1.9　现行的人口健康政策管理 ·················· 011
1.10　结论 ·················· 012

第2章　人口健康管理成本控制策略及其与慢性病的关系 ·················· 013
2.1　预期支付系统 ·················· 015
2.2　绩效制 ·················· 016
2.3　贝弗里奇模式下的国家/地区的P4P ·················· 019
2.4　Bismarck模式下的国家/地区的P4P ·················· 021
2.5　在国家卫生保险模式下的P4P ·················· 022
2.6　基于价值的支付系统作为替代策略 ·················· 023
2.7　结论 ·················· 024

xvii

第 3 章　人口健康管理的原则 ·· 025
   3.1　背景或生态因素：影响人口健康的宏观因素 ············· 026
   3.2　个性化护理：影响人口健康的微观因素 ···················· 030
   3.3　结果评估和改进 ·· 034
   3.4　护理的整合和协调 ·· 035
   3.5　结论 ··· 037

第 4 章　优化人口健康管理的策略：对多种慢性病老年护理的启示 ········ 039
   4.1　跨学科框架 ·· 040
   4.2　优化人口健康管理的策略 ······································· 040
   4.3　以老年患者为中心的护理的评估 ····························· 047
   4.4　结论 ··· 048

第二部分　确立人口健康管理的循证方法

第 5 章　多种慢性病流行病学：全球视角 ································ 052
   5.1　描述性慢性病流行病学 ··· 052
   5.2　流行病学三因素或病因学 ······································· 055
   5.3　与代谢综合征相关的多种慢性病的流行病学 ············ 056
   5.4　多种慢性病的预防策略 ··· 060
   5.5　结论 ··· 064

第 6 章　减少心力衰竭患者再住院风险的策略：系统回顾和 Meta 分析 ··· 066
   6.1　引言 ··· 066
   6.2　材料与方法 ·· 067
   6.3　系统评审结果 ··· 070
   6.4　Meta 分析结果 ··· 077

  6.5 结论 ··· 077

第 7 章 背景、组织和生态因素影响美国东南部 8 个州农村医疗保险
     受益人心力衰竭住院率的差异 ·· 087

  7.1 前言 ··· 087
  7.2 相关研究 ·· 089
  7.3 分析框架 ·· 091
  7.4 研究方法 ·· 092
  7.5 研究结果 ·· 094
  7.6 应用及讨论 ·· 099
  7.7 结论 ··· 102

第三部分 在人口健康管理的实践与研究中实施和优化卫生信息技术

第 8 章 慢性病护理的健康信息学研究与创新：个人健康记录的应用 ······· 106

  8.1 前言 ··· 106
  8.2 研究背景与意义 ·· 107
  8.3 回顾健康信息技术对人口健康管理的影响 ··· 109
  8.4 研究设计与评价 ·· 110
  8.5 人体受试者保护 ·· 116
  8.6 结论 ··· 118

第 9 章 服务缺乏和医疗贫困人口的综合保健和扩大健康保险设计 ············· 119

  9.1 前言 ··· 119
  9.2 背景 ··· 120
  9.3 目的 ··· 121
  9.4 综合护理管理计划的原则 ··· 121

9.5　管理式护理项目的目标和计划 ·· 122

9.6　结论 ··· 127

第10章　减少慢性病患者再住院：护理管理干预的临床决策支持系统 …… 128

10.1　前言 ·· 128

10.2　人口健康管理中降低风险策略和干预措施的定性方面 ············· 130

10.3　人口健康管理中降低风险策略和干预措施的数量方面 ············· 130

10.4　开发和实施减少医院慢性病患者再住院的临床决策支持系统：
　　　人工智能方法 ··· 131

10.5　结论 ··· 139

结语 ··· 141

参考文献 ·· 142

第一部分

探索人口健康管理的趋势和策略
Exploring Trends and Strategies in PHM

第1章

公共卫生发展从人口健康到人口健康管理
Evolving Public Health from Population Health to Population Health Management

> **摘 要：** 人口健康管理（population health management，PHM）主要针对那些慢性病患者，他们的医疗费用也最高。本章主要涵盖以下内容：①人口健康和人口健康管理的定义；②协调护理方面的挑战；③人口健康管理的发展、实施和评估的必要性；④电子健康记录和其他数据的使用；⑤人口健康管理实践和研究的前景。
>
> **关键词：** 协调护理；电子健康记录；评估；实施；人口健康；人口健康管理

公共卫生工作包括遏制传染病的有害影响，并注重流行病学调查结果。然而，随着慢性病发病率的稳步上升，公共卫生工作成为美国健康和财政的负担，人口-公共卫生战略需要进行改变，以解决慢性病产生的问题。人口健康管理是一种进化，它通过关注数量和质量的平衡而不是护理事件来解决慢性病的高成本（AHP，2015）。公共卫生的重点是那些有患传染病风险的人，而人口健康管理的重点是那些患有慢性病的人，他们的医疗费用也最高（AHP，2015）。

1.1 人口健康的定义

目前保健方面的重点是解决成本上升、保健力度不足和获取服务等方面的挑战。这是由美国保健改善研究所（Institute for Healthcare Improvement，IHI）提出的，该倡议包括改善患者的护理体验（包括质量和满意度）、改善人口的健康，以及降低人均保健成本（IHI，2017）。在应对这些挑战时，包括提供者、研究人员、决策者和公共卫生专业人员在内的各种保健利益攸关方使用了"人口健康"（population health）一词（Stoto，2013）。Kindig 和 Stoddart（2003）撰写了一篇开创性的文章，并在美国首次使用了这个词。人口健康描述了在服务量上奖励健康成果的策略（Harris et al，2016）。人口卫生保健旨在为社区提供以循证为基础的和以患者为中心的有针对性的护理。以患者为中心的护理侧重于患者的个体化需求，而不是为每个患者提供相同的治疗方案，不考虑可能影响有效性而产生的不同社会心理因素。

人口健康确定了特定的人口特征，并以此为标准制订具体的健康管理计划（McAlearney，2003）。例如，针对影响特定人群的具体条件，美国原住居民的 2 型糖尿病流行率较高，因为该人群的发病率高于其他人群（McAlearney，2003）。人口健康侧重于考虑个体、环境和社区因素，并在处方护理时考虑到这些因素（Harris et al，2016）。当健康管理考虑目标人口的特征时，可更大程度地改善健康的结果，称为人口健康管理（McAlearney，2003）。

1.2 人口健康管理的定义

人口健康管理涵盖了许多旨在改善结果和降低成本的战略（McAlearney，2003）。在目前的形势下，如果特定人口未能实现所概述的目标，卫生保健人员将面临处罚。根据 WHO 的要求，良好的健康不仅仅是没有疾病，还包括享受精神和社会等多个方面的福祉（WHO，1948）。由于人人享有健康权，所以提供健康的最佳方式是个人健康一直受到监督。

随着卫生改革的实施，卫生保健也取得了历史性的巨大进步。人口健康管理正是一个行而有效的模式。人口健康管理以前称为疾病管理，作为一种护理方法，一直关注具有类似风险的患者群体，针对独特群体的具体需求确定有针对性的治疗计划，并规定循证护理方法（Ernst，Young，2014）。它的目的是保持人口个体的健康状态，并对患有慢性疾病的人口个体，进行有针对性的、有效的循证护理，降低成本和提高卫生保健的有效性（Ernst，Young，2014）。根据 Ernst 和 Young（2014）的说法，人口健康管理侧重于 3 个领域：①针对慢性病患者的状态；②减少或阻止疾病进展；③加大宣传创造健康文化。Darves（2015）将以下 3 个项目确定为人口健康管理的目标：①通过疾病预防和管理促进健康；②提高护理质量；③减少浪费，以消除伦理和经济原因的差异。人口健康管理是一种按人口计算的方法，其中包括医生如何最有效地为特定个人服务的投入，而不是由付费者或其他非直接护理提供者授权，并取代 20 世纪 90 年代按人头付费的无效服务收费的设计（Darves，2015）。

《患者保护和平价医疗法案》(The Patient Protection and Affordable Care Act, PPACA)规定,非营利性医院进行社区健康需求评估(community health needs assessments, CHNA)可能是各组织确定人口健康需求的机会(Pennel et al, 2016)。然而,这项审查了这一评估有效性的混合模式的研究结果表明,它们未得到最佳利用。这项研究审查了3年的评估结果,并确定了许多信息,使医院能够利用这些宝贵的信息为特定人群提供有针对性的护理。除了社区健康需求评估,卫生保健改革在许多方面支持初级保健。获取是IHI的三重目标之一,PPACA的重点是通过扩大医疗补助覆盖范围、建立国家健康保险交流、支持社区卫生中心和授权个人获得健康保险来改善获得医疗保健的机会(Stoto, 2013)。质量也是IHI的三重目标之一,经PPACA的授权,通过创建以患者为中心的结果研究所、医疗保险和医疗补助服务中心,以及国家质量改进战略(Stoto, 2013)来解决质量问题。此外,平价医疗组织可促进医疗改革的推进,其重点是通过改善人口健康成果来激励供应商(Stoto, 2013)。

人口健康管理采用一种长期的护理方法,取代了目前基于急性护理事件的情景性和反应性实践模型(Cunningham, 2015)。治疗计划是经过深思熟虑的,并考虑到个性化的需要,利用以患者为中心的模式,为患者量身定制护理方案。人口健康管理代表了针对特定患者群体的概述治疗计划的模式,这些患者基于类似的特征,如疾病状态、年龄、社会经济状况和地区。人口健康管理的最终目标是在维护成本的同时找到有效和高质量的护理方法(McAlearney, 2003),人口健康管理策略包括许多方法,如需求项目、疾病管理策略和残疾管理项目(McAlearney, 2003),以及患者参与健康和预防项目。

1.3 协调护理机制

维持健康的能力不在保健范围之内,这取决于患者的先天情况及其生活环境。由于医院、家庭、初级保健和其他环境之间缺乏有效的协调护理,目前这些机构的护理服务各自处于孤立状态。分散的护理系统需要有效的人口健康管理策略,因此人口健康管理需要对医疗服务系统进行全面改革,并进行结构调整,包括从急性到流动到患者出院再到家庭保健的整个连续护理。这摆脱了仅专注于自身医疗保健部门的孤立状态,让医疗系统成为一个更加有效的整体(Darves, 2015; McAlearney, 2003; Sherry et al, 2016)。

让员工接受是确保有效过渡到新的经营方式的唯一途径。大多数医生都同意人口健康管理，这是他们从一开始就希望行医的方式，并且一致认为人口健康管理是对患者有效的方法。该方法需要侧重于改善临床护理，且降低了医疗成本（Darves，2015）。

人口健康管理要求初级保健机构、医院和临终关怀机构共同努力，最终以更低的成本改善健康，并取得持续的结果。只有当所有实体都能够在可访问和准确的数据仓库中共享其数据，才能有效地继续这一项工作。下文将讨论电子健康记录在执行人口健康管理中的作用（Darves，2015）。

1.4　目前的卫生保健环境

鉴于卫生保健系统目前面临的严峻挑战，现在比以往任何时候都更需要人口健康管理。这些独特的挑战包括人口老龄化导致的医疗保险注册率创历史新高、大数据和医疗信息技术革命、可预防慢性病（如 2 型糖尿病、肥胖）的流行比例、《平价医疗法案》（Block，2014）的监管变化，以及即将进行的健康保险和政策改革。

1.5　执行的挑战

当医疗保健或任何行业转向新的业务模式时，总会面临诸多挑战。人口健康管理也不例外。改变报销方式和对供应商的财政奖励是一项重大挑战。目前，该系统奖励那些能够看到更多患者的提供者，而不是奖励那些识别及治疗高风险和高需求人群的提供者。在提出这一想法时，重要的是强调改善临床护理，而不是节约成本。这种方法已被证明在确保医疗机构接受方面更有效。此外，员工必须从实施之初就开始参与，而不是在工作开始生效时介入。从一开始就积极参与将确保更顺利地过渡和成功管理人口健康管理所需的团队方法。从过渡期一开始就纳入全体员工（甚至在任何改变生效之前的早期讨论中），将允许个人从一开始就表达任何关切，并帮助进行推广工作，而不是让他们感到不满，从而导致较高的员工流失率（Darves，2015）。

人口健康管理面临的另一个挑战是，要在一个地区的人口中产生积极的变化，需要的不仅仅是医疗服务。事实证明，教育、住房和社会经济地位对人口健康的影响比医疗保健更大；然而，医疗界在解决这些问题的能力方面受到限制。这就是必须开展公共卫生工作的原因，以帮助个人更好地了解如何照顾自己（Casalino et al，2015）。

1.6 制订、执行和评估长期状况人口健康管理方案的要求

制订、执行和评估针对慢性病的人口健康管理方案的战略，旨在帮助患者尽可能避免不必要的住院。这可以通过关注治疗的人、程序和地点来实现（Muenchberger et al，2010）。护理必须以患者为中心，以症状管理和社会支持为重点。健康管理方案必须侧重于增强患者的知识和信心，以管理自己的护理，包括通过学习如执行行动计划等技能来监测和管理症状。健康管理方案的设计必须协调所有提供者之间的护理，以促进有效的沟通，并防止出现相互矛盾的建议和协议（Muenchberger et al，2010）。

居住地影响人口幸福指数，包括其居住环境的影响（如空气质量和日晒）、获得卫生保健服务的地理位置（如偏远地区或农村地区的艰难地形），以及由于社会经济的限制，向社区成员提供适当服务而产生的不利条件，或在健康保险方面存在区域劣势（Muenchberger et al，2010）。

人口健康计划的制订包括识别和监测人口、评估人口健康状况，以及对影响该人群的风险进行分层（CCA，2012）。这些计划的实施将以健康促进和保健工作、健康风险管理技术、护理协调和倡导做法及慢性病病例管理为基础（CCA，2012）。利用最佳的循证实践对慢性病的特殊需求及治疗效果进行干预。患者的参与将是成功的关键指标，必须做出这些努力以确保他们积极参与。参与策略包括利用预测模型来确定接受度和意愿、在线门户和虚拟工具、社交网络、健康风险评估、激励计划、监控设备，以及基于提供商的程序（CCA，2012）。

为了评估人口保健工作的有效性，医疗保健组织首先确定时间框架和指标来跟踪和分析人口，然后进行多方面的研究，包括社会心理结果、行为改变、临床和健康状况、患者和提供者的满意度，以及财务结果（CCA，2012）。评估还包括患者的自我管理能力，以确定该计划是否能有效筛查慢性病人口。此外，生活质量（quality of life，QOL）指标及个人的生产率也将作为该计划是否符合条件的指标。用于评估的数据源包括患者报告的数据、索赔数据（付款人）、临床数据（EHR，实验室结果）、计费系统数据及健康管理计划数据（CCA，

2012)。

1.7 电子病历系统

近年来利用临床记录保存技术进行流行病学研究（包括横向和纵向）的频率增加，电子病历（electronic health record，EHR）系统的使用次数和潜在功能有所增加（Casey et al，2016）。对于临床人员和研究人员而言，这种潜力很有价值，他们可以发现困扰一个地理区域、一个特定医院或一个人群的特定问题。医学专家指出，每名患者都有病史，可提供有关当前情节及未来治疗方案的信息。如果已经证明为该病定期开具的药物无效或导致患者产生不良反应，阅读该病史记录可节省时间，甚至有可能挽救患者生命。然而，EHR 系统的当前状态通常不支持这种访问方式，提供者必须依靠患者的记忆，但是有时候这种记忆不足以使患者回忆起所有以前的事件，这导致了无效护理和医疗费用浪费额的飙升（Darves，2015）。此外，通过汇总患者信息，以及进行数据挖掘，可以确定疾病发展趋势，为医疗决策提供信息，并找出原本会被遗漏的潜在风险。

1.7.1 HIT 与协调

卫生信息技术（health information technology，HIT）的应用是一种重要资源，可以为不同人口的干预措施提供信息。但其应用的同时也出现了许多问题，如保护患者隐私、根据数据收集和分析确定健康差异（Wan，2014）。目前，EHR 系统不能在不同机构之间互操作，在某些情况下，甚至在一个单一的组织内部，也可能存在独立操作的障碍（Greene et al，2012）。因此，协调的过程至关重要。EHR 系统的协调意味着每个系统可以与其他系统进行有效通信，不同的医疗实体（如医院、医生办公室、县卫生部门、家庭卫生机构和药房）之间具有共享的互操作性。当协调得到优化时，就可以更加有意义地使用所收集的信息。

1.7.2 有效利用

一旦实现了协调过程，接下来则需要确保在 EHR 系统中收集的健康信息得到有效利用。对 EHR 系统有效利用的定义是，记录不仅可用来帮助提供护理，还可用来提高护理质量（Ryan et al，2014）。有效利用可以被认为是对特定问题或研究人员选择的问题而进行的数据挖掘。例如，可能会有一种治疗方案被一致推荐用于治疗某种疾病。如果患者定期到诊所就诊，这是一个跟踪干预有效性（或缺乏有效性）的机会。此外，与其他流行病学研究相比，基于 EHR 的研究通常成本更低，花费时间更少（Casey et al，2016）。

1.7.3　EHR 问题

目前，EHR 系统还不能够相互通信，这不是医疗改革的要求，但也需要完善。如果患者在看到不同的提供者或处于不同的护理级别（即门诊和住院）时无法方便地访问自己的健康记录，则 EHR 的实用性降低。

这对实施有效的协调护理提出了挑战。例如，慢性病患者在疾病管理的特定方面可能需要看多位专家，如果提供者不能轻松地访问记录，则可能造成浪费或出现错误。浪费可能包括重复检查，错误可能是给患者开的药物会引起不良反应，这将记录在他们的 EHR 中。患者可能因为不清楚特定药物的所有名称（如仿制药和名牌药）而同意尝试一种药物，而未意识到他们正将自己置于危险之中。

另一个挑战是实施 EHR 系统的成本。具体来说，对于较小的医疗保健组织，彻底检修和维护复杂 IT 系统可能成本过高（Ryan et al，2014）。

在一项 400 个医疗保健组织进行的研究中，有效利用 EHR 面临的最大挑战是审查专家发送的信息，沟通转诊，满足其所在州的医疗保险和医疗补助服务中心的报告要求，以及使用 EHR 门户与患者进行沟通（如提醒）（Ryan et al，2014）。该研究报道称，在使用 EHR 系统 2 年后，供应商报道其利用性有所改善，这表明随着时间的推移，实践和熟悉该系统是有可能的。2 年后的担忧包括无法依赖供应商提供足够的技术支持，以及担心出现技术故障等。

未来使用 EHR 系统的建议是，确保收集患者的社会和行为因素，以提高对人口健康进行有效分析的能力（Casey et al，2016）。

1.8　数据驱动的方向

1.8.1　利用大数据平台保障人口健康管理

目前在利用大数据方面还有很大的不足。收集临床数据的方式有很多，数据挖掘可以用来识别不同疗程引起的模式，并可以预测患者对一种方案的反应。通过使用 EHR 系统，卫生保健提供者正在收集他们与患者每一次接触的数据。

在汇总数据时，大数据系统的用途是识别特定疾病的风险因素，并进行早期干预（Chawla et al，2013）。

许多医疗保健 IT 公司正在寻找战略方法来构建平台，将数据库整合到一个具有挖掘表型、基因组和图像数据能力的中央存储库。这使得研究人员能够从多个平台提取信息的中央元数据存储库中查询特定问题（Murphy et al，2016）。

1.8.2 县卫生记录

收集汇总健康数据的一个有用来源是县卫生记录。目前有许多疾病的报告要求必须向县公共卫生办公室提交。由于这些数据已经被收集，制定一个系统将县卫生记录连接到 EHR 系统，并一起分析将是有用的。

威斯康星大学（University of Wisconsin）和罗伯特·伍德·约翰逊基金会（Robert Wood Johnson Foundation）之间的一个合作项目收集了各种健康数据，并生成了县级健康排名，还建立了人口健康框架，以确定健康的重要决定因素（图1-1）。为了改善县级人口的健康状况，必须确定能够改变健康轨迹和最大限度提高卫生保健投资效率的优先事项。

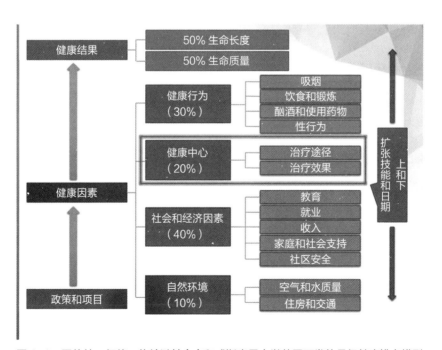

图 1-1　罗伯特·伍德·约翰逊基金会和威斯康星大学共同开发的县级健康排名模型

1.8.3 数据共享与分配

每次个人与卫生保健系统互动时，都在收集健康数据。那么数据应如何分发给研究人员、政策制定者和其他利益相关者，以确保有一个保存良好和准确的数据记录库？

1.8.4 大数据平台下的患者隐私保护

大数据平台和患者隐私的优先级经常发生冲突。用大数据确保患者隐私的一种方法是将敏感的个人信息隐藏在防火墙后，软件程序可以访问并提取删除身份识别后的数据，以探索特定的研究问题。目前，没有实际的中央存储库来保存完整的患者文件，相反，有一种方法可以让软件程序与存储受保护患者信息的大数据平台进行通信，并去除不明身份的信息。这种用于人口健康管理的大数据管理的模式称为分布式数据网络，已经在美国食品药品监督管理局（Food and Drug Administration，FDA）系统中取得了成功，该系统负责跟踪 FDA 监管的医疗产品的安全性和有效性（Popovic，2017）。

1.8.5 社交媒体和数字化健康应用教育与推广

随着技术的进步，以及智能手机的普及，利用各种应用程序和社会媒体进行健康宣传和教育工作，很容易能将智能手机或电脑变成健康设备。社交媒体有许多独特的平台，可以免费下载许多应用（或免费提供无广告体验）。有文献表明，越来越多的人不断寻求健康信息，并通过互联网指导其做出保健决定和生活方式的选择（如饮食、睡眠习惯）（Jha et al，2016）。

1.8.6 社交媒体

社交媒体已经为患者参与提供了许多平台，这些平台反过来也可以作为人口健康管理的工具使用。最流行的平台包括：只发布图片的平台（Instagram 和 Pinterest）、发布有字数限制的帖子的平台（Twitter）和广泛发布内容的平台（Facebook）。可以通过不同的方式鼓励患者，如让他们加入虚拟小组或关注健康生活方式的博客。

一项研究分析了州卫生部（State Health Department，SHD）的 Facebook 页面、疾病控制与预防中心（the Center for Disease Control and Prevention，CDCP）和

行为风险因素监测系统（Behavioral Risk Factor Surveillance System，BRFSS）的数据，发现 SHD 发布的内容与困扰其人口的卫生保健问题之间存在脱节。SHD 和其他卫生保健组织需要投入更多的时间和金钱，发布与他们服务的地理人口有关的健康促进信息，因为事实证明，寻找和获取教育材料的人可以改善他们的健康状况（Jha et al，2016）。

1.8.7 移动应用程序

许多人使用健康应用程序，如健身追踪器、热量/营养追踪器、锻炼视频等。目前，缺乏伦理准则来确保健康应用程序遵循特定的协议，以保护患者，并为他们提供准确的信息。在隐私方面，如果没有得到有效的监控，应用程序的通知和小部件就会将患者置于危险之中。移动应用程序有许多积极的方面，如增加对信息的访问，易于跟踪个人的进展和健康目标，改善患者和提供者之间的沟通，并将个人与其他处于类似情况的人联系起来（Jones et al，2016）。

1.9 现行的人口健康政策管理

《患者保护和平价医疗法案》概述了许多有助于加强人口健康管理的政策，这些政策旨在通过降低成本来改善患者预后。最值得注意的政策与 CMS 医院再住院处罚计划有关。急诊医院已经开始定期监测其再住院率，因为如果医院的再住院率超过特定慢性病，如心力衰竭、冠心病、慢性阻塞性肺疾病、哮喘、高血压、糖尿病等的全国再住院率平均水平，医院将受到处罚。为了有效管理目标患者群体，许多管理策略包括健康的生活方式管理、疾病管理、需求管理、灾难性护理管理和残疾管理，正在成为人口健康管理机构的一部分。

《美国医疗保健法案》（American Health Care Act，AHCA）可能会导致美国医疗保健的覆盖范围和提供发生实质性变化。英联邦基金的报道指出，根据 AHCA，因大幅度减少医疗补助计划，消除对患者既往疾病的保护，并允许保险公司向老年人收取比年轻人高 5 倍的保险费用，医疗贫困者将失去其医疗保险的覆盖或保护（Blumenthal et al，2017）。其他变化包括向各州提供豁免权，以放弃覆盖 ACA 的 10 项基本健康福利，如产前和心理健康保健（Caffrey，2017）。此外，如果市场力量不能控制对慢性病护理的需求，个人健康支出将会增加。

1.10 结论

1.10.1 人口健康管理研究的展望

为了努力达到 ACA 的规定,美国医疗保健改进研究所对在医疗保健方面的三重目标进行了许多改进,然而其在对多种慢性病患者的有效护理方面仍然存在不足(Clarke et al,2017)。美国人生活的许多方面都是为了满足人们的特定需求。正是因为技术的进步,以及信息和媒体的唾手可得,在卫生保健方面尚未清楚如何以协调的方式,特别是在开发和验证预测性分析方面,指导卫生保健管理和临床实践。

1.10.2 全局应用

从概念上讲,我们需要一种以跨学科导向为指导的综合方法,将宏观和微观理论(环境、生态、组织和个人健康决定因素的组合)结合起来,以促进人口健康管理(Wan,2014,2017)。因此,政策决策者可以优先考虑如何利用有限的资源来优化美国甚至全球慢性病患者和残疾人的保健服务需求。

第2章

人口健康管理成本控制策略及其与慢性病的关系

Cost-Containment Strategies for Population Health Management and How They Relate to Poly Chronic Conditions

> **摘　要**：人口健康管理的有效性依赖于系统中采用多种策略以避免任何缺陷或不良反应，特别是在实施综合护理和持续护理过程时。每个国家都正试图改进结果的衡量标准和支付方案，为医疗服务体系中的关键参与者或利益相关者制定创新和公平的奖励措施，鼓励那些改善生活方式的人（如戒烟、预防和治疗药物滥用、鼓励患者改善营养和饮食结构），并促使患者参与慢性病管理和预防的自我护理实践。本章提供了一个国际视角来考察未来的薪酬体系、绩效薪酬和基于价值的薪酬体系。
>
> **关键词**：慢性病状态；花费；生活方式；管理；预期支付系统

美国的卫生保健支出远超过其他发达国家，但美国人口的健康状况却比其他许多高收入国家的人口差（Squires et al，2015）。由于人口老龄化和肥胖等诸多特定疾病风险因素的增加，美国慢性病的发病率迅速增加（Bodenheimer et al，2009）。慢性病的负担并不完全只是美国的问题，许多发达国家和不发达国家也面临着同样的负担（WHO，2005）。因此，全球都需要有效的策略来控制医疗费用。

根据美国医疗保健研究与政策机构对医疗支出的最新小组调查，Cohen 和 Meyers（2012）报道1％的慢性病患者的医疗支出占年度医疗总支出的22％。医疗支出的趋势见图2-1和图2-2。

在全面开展人口健康管理项目中，需要将影响健康支出的因素纳入成本控制中，如慢性病（尤其是癌症、心脏病、糖尿病、肥胖症、慢性阻塞性肺疾病和精神障碍）、住院患者的护理和不必要的再住院、医疗失误及医疗服务的过度使用。本章将分析预期支付系统（诊断相关组）、按绩效支付系统和基于价值的支付系统 3 种成本控制策略，并说明这些策略在不同国家是如何实施的，以及其与慢性病的关系。

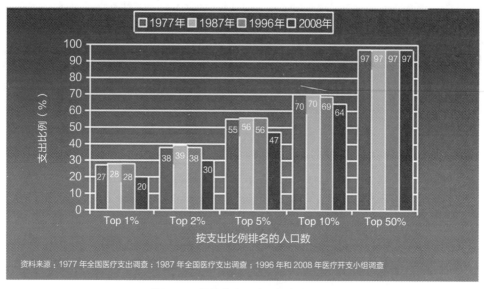

图 2-1 保健支出和分配的集中趋势

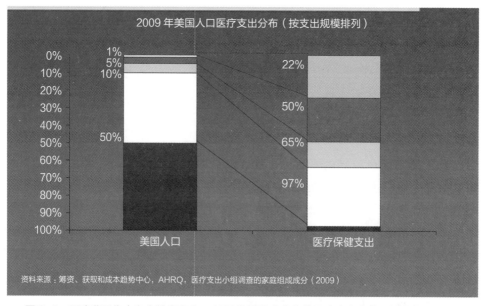

图 2-2 医疗费用集中在少数患者上，10%的慢性病患者的医疗支出占总医疗费用的 65%

2.1 预期支付系统

诊疗分组系统（diagnosis-related group，DRG）是 1984 年在美国实施的预支付系统，是一种通过对住院费用进行分类后再决定支付住院费用的方法。因此，DRG 是一种基于服务收费系统的成本控制策略。基于服务收费系统的成本控制策略可分为三类：价格控制、数量控制和支出控制（Rice，1996）。DRG 是一种价格控制策略（McAlearney，2003）。从理论上讲，DRG 支付系统增加了复杂病例的治疗数量，减少了每个病例的服务数量（Busse et al，2011）。

2.1.1 美国的 DRG

DRG 首先在美国的私人保险系统中被使用（Cacace et al，2009）。1983 年，美国政府将其纳入医保（Busse et al，2011），以建立某疾病诊断与治疗该疾病所需费用之间的关系（Altman，2012；Wan，1995）。DRG 类别的建立与该国家类似患者提供的服务成本相对应。因此，需要更多资源的疾病占更高的 DRG 权重。尽管所有医院的权重保持不变，但其金额因设施情况而异，这取决于许多因素，如在农村地区或高成本的地区，治疗不成比例的低收入患者等（Altman，2012）。

该系统旨在避免不必要的住院或住院时间延长，保障医院及时提供护理，并在尽可能短的时间内使患者出院，避免不必要的服务（Sturgeon，2009）。

这些年来 DRG 不断改进，但该系统对医院来说仍然是一个挑战，因为它需要专业人员来处理其复杂的编码和计费系统（Sturgeon，2009）。

DRG 考虑了多种慢性病的情况。例如，无任何并发症的复杂性肺炎，合并 1 种或多种其他慢性病的复杂性肺炎，它们都需要不同的代码，并且每种代码都代表不同的报销金额。

2.1.2 DRG 在美国的影响

在美国，DRG 在保持服务质量和可行性的前提下，成功减少了住院服务费用（Ellis，2001）。于 1988 年发表的对 DRG 实施的前 3 年的分析发现，该系统减少了总成本的通货膨胀（Guterman et al，1988）。尽管如此，美国的医院效率并没有提高。1988 年在美国新泽西州进行的一项研究发现，DRG 对医院效率并没有积极效果（Borden，1988）。另一项比较了 1984～1993 年美国弗吉尼亚州 80 家医院效率得分，研究也发现，DRG 的引入并没有使技术效率有显著差异

（Chern et al, 2000）。

2.1.3　国际上采用的 DRG

美国采用的 DRG 对欧洲国家和澳大利亚产生了波及效应。在美国医疗保险采用 DRG 作为支付医院费用的基础之后，DRG 系统成为大多数欧洲国家和世界其他许多国家或地区支付医院费用的系统（Busse et al, 2011），但是它们的目的和结果可能完全不同（Cacace et al, 2009）。美国通过使用 DRG 将费用报销由回顾性更改为前瞻性，不过大多数欧洲国家将支付系统与全球预算挂钩（Busse et al, 2011）。

欧洲 DRG 项目目前包括奥地利、英国、爱沙尼亚、芬兰、法国、德国、爱尔兰、荷兰、波兰、葡萄牙、西班牙和瑞典 12 个国家（EuroDRG, 2013）。葡萄牙是在 20 世纪 80 年代末第一个开始采用 DRG 医院支付系统的欧洲国家，主要用于 20 世纪 80 年代后期的职业健康保险的支付。澳大利亚在 1993 年率先使用 DRG 为其公立医院制订预算（Busse et al, 2011）。

在上述这些国家中，许多国家最初将 DRG 用于患者分类，但后来也与其他付款组件一起用作付款系统。例如，英国有 10 年的适应期，DRG 仅用于付款后患者的分类和提高付款的透明度。爱尔兰只有 1 年的适应期，直到 1993 年开始将 DRG 用于预算分配（Busse et al, 2011）。但是，不同的系统会改变 DRG 的权重，以及与每个权重相关的货币价值。

2.1.4　DRG 在国际上的影响

某些国家引入 DRG 后医院的效率有所提高。但是 Busse 等（2011）指出，由于存在混杂因素，这个原因是具有争议的。在大多数情况下，基于 DRG 的总费用通常较高（Forgione et al, 1999；Anell, 2005；Kastberg et al, 2007；Moreno-Serra et al, 2010）。

DRG 系统如何影响多种慢性病患者，目前仍不清楚。在澳大利亚，DRG 系统对慢性病患者的表现也受到质疑（Griffths, Hindle, 1999）。

2.2　绩效制

在美国，医疗保健提供者通常通过保险付款或患者直接付款来支付服务费用。这种按服务收费的系统使医保中心将注意力集中在可带来高收入的服务上，因为它奖励的是服务的数量而不是价值或结果。然而，在不损害医疗提供者或付款人利益的情况下，创建另一个支付系统是具有挑战性的（Knickman et al，2015）。

绩效工资（pay-for-performance，P4P）系统，也称为基于价值的付款制度，已成为旨在提高医疗质量、效率和整体价值的一系列策略的统称。在该系统中，医疗保健提供者可能因达到特定的绩效指标而获得补偿，也可能因患者的预后不佳或对医疗错误负责而受到处罚。立法者和提供者都在转向这种模式，以控制医疗费用，并提高护理质量。

向基于价值的支付转变也推动了对人口健康管理功能增强的需求。根据健康情报网络（Healthcare Intelligence Network，2016）的报道，由于采用 P4P 模式的提供商对影响患者健康的所有方面都具有经济利益，因此他们必须发展新的能力和数据收集技能，并加强社区合作才能了解并影响这些因素。

如果以相同的或更低的成本改善医疗质量，P4P 可以被认为具有成本效益。一项研究评估了不同的支付方案（按比例付费、按绩效支付和捆绑式付款）对欧洲不同国家的综合慢性护理的影响，该研究发现 P4P 在减少医疗保健支出方面最有效（Tsiachristas et al，2012）。但是，最近一项对 69 项研究（其中 58 项是在门诊患者中进行的评估）的系统评价发现，P4P 计划在改善健康结局方面并非一直有效（Mendelson et al，2017）。

本部分将研究美国和其他国家的按绩效付费制度。尽管有些相似，但是不同国家或地区的 P4P 计划仍有所不同。所有程序都可以提高临床质量，尽管它们在衡量标准范围、付款规模，以及金额和目标方面有所不同。

2.2.1 美国的 P4P

在美国，公立和私立付款人都在建立鼓励措施，以奖励优质服务的提供者，而这些奖励通常是在服务付费或其他付款方式之外的（Knickman et al，2015）。据统计，2007 年美国估计有 256 个不同的 P4P 计划（Eijkenaar，2012）。

2010 年，根据《患者保护和平价医疗法案》，美国国会立法制定了几项旨在改变基于价值的支付方向的医疗保险计划。2012 年 10 月，根据住院预付费系统（the inpatient prospective payment system，IPPS）实施了 2 个针对急诊医院的不同计划。"医院价值为基础的采购计划"用于奖励向医疗保险受益人提供优质护理的急诊医院（US Department of Health and Human Services，2015）。"减少医院再住院计划"包括向再住院率高的医院预扣医疗保险（Centers for Medicare & Medicaid Services，2016b）。这些财务处罚用于资助基于价值的采购计划（Centers for Medicare & Medicaid Services n.d.）。这项惩罚性计划可以解释许多 IPPS 医院一直在稳步实施技术以减少患有慢性病的个人不必要的再住院的原因，以及自 ACA 以来针对慢性病的成本控制策略一直是热门话题的原因。

随后，实施了另外 2 个针对医生的计划。当医生的绩效达到特定的质量和成本衡量标准时，医生将获得奖励奖金。这些调整是以联邦医疗保险医生收费表中的项目和服务的每项索赔为基础进行的（Centers for Medicare & Medicaid Services，2015）。医生质量报告系统可以激励医生和团体向医疗保险机构报告有关其服务质量的信息（Centers for Medicare & Medicaid Services，2016a）。在 2015 年，该计划开始对未报告计划中指定的质量指标数据的医生和执业医师群体进行费用调整（Centers for Medicare & Medicaid Services n.d.）。

CMS 当前正在审查有关项目的申请，这些项目旨在测试获得解决与健康相关的社会需求的服务是否对医疗成本、健康结果，以及医疗保险和医疗补助受益人的护理质量有影响。这是由于人们对人口健康管理增强功能的需求不断增加，其中包括关注影响健康的所有领域（Healthcare Intelligence Network，2016）。

此外，保险公司还实施了其他一些替代支付方式，如捆绑支付、参考定价和某些形式的按人头收费（Knickman et al，2015）。

2.2.2　美国的 P4P 和慢性病

在一项旨在改善慢性病护理水平的 8 个 P4P 计划的系统评估中（de Bruin, et al，2011），美国的 6 个 P4P 计划只有 2 个显示了质量报告，即"西纽约医师激励计划"和"综合医疗保健协会按绩效付费计划"，但没有一个报道了成本问题。2001 年在纽约州北部实施的"西纽约医师激励计划"，旨在从财务上奖励医生为糖尿病患者提供优质的护理。大多数参与研究的医生提高了过程和结果指标（包括 HbA1c 控制和 LDL 控制）的平均得分（Beaulieu et al，2005）。另一项计划称为绩效付费医疗，针对的是美国加利福尼亚州管理的 225 个护理医疗团体和独立执业协会。一项研究发现，更多地使用慢性护理管理程序（CMP）与更好的临床表现有着显著的联系，即糖尿病管理和中间结果明显相关（Damberg et al，2010）。

最近一项系统评价试图检验不同 P4P 计划在门诊、住院护理和预后的影响（Mendelson et al，2017）。研究人员发现，P4P 可能与非卧床环境中护理过程结果的改善相关，但是在任何一种情况下，P4P 与改善的健康结果之间无明显相关。但是，该评论也发现，许多对护理过程结果产生积极影响的研究是在英国进行的，该国的激励措施比美国大得多。

2.3 贝弗里奇模式下的国家 / 地区的 P4P

许多国家 / 地区建立了由政府通过税收支付资助的单一付款人医疗体系。这些国家遵循贝弗里奇模式（Beveridge model）。这些国家包括英国、西班牙、葡萄牙、斯堪的纳维亚半岛的大部分地区，以及新西兰和古巴等。即使这些系统的人均成本通常较低，但大多数国家 / 地区仍采用按绩效付费的策略来控制成本。本部分将回顾英国和葡萄牙的 P4P 策略及其与慢性病的关系。

2.3.1 英国的 P4P 和慢性病

英国拥有世界上最大的绩效薪酬系统、质量和成果框架（quality and outcomes framework，QOF）。QOF 于 2004 年推出，专注于全科医生，是一项自愿性计划，但几乎所有医保人口都参与了（Cashin，2011）。其激励措施以积分制的方式按年度发放。全科医生可以根据执行的表现累积积分，最高可达 1000 点。QOF 指标和目标每年都会更新，因为每年合同都会在不同方面重新进行协商（Cashin et al，2012）。截至 2015 年，每点税率为 160.15 英镑（NHS Employers，2016b），2016 年增加至 165.18 英镑（NHS Employers，2016a）。报酬是依据规模的大小和流行程度来调整支付（Cashin et al，2012），且不同的区域有所不同（Cashin et al，2012）。

2016 年，QOF 临床领域的最高价值为 435 分，分 69 个指标和 20 个临床领域，包括心房颤动、继发性冠心病、心力衰竭、高血压、周围动脉疾病、卒中和短暂性脑缺血发作、糖尿病、哮喘、慢性阻塞性肺疾病、痴呆、抑郁、精神健康（精神分裂症、双相性精神障碍）、情感障碍和其他精神病、癌症、慢性肾脏疾病、癫痫、学习障碍、骨质疏松症、类风湿关节炎和姑息治疗（NHS Employers，2016a）。

2012 年，对 94 项研究的系统评价分析了 P4P 框架在不同领域的影响，包括有效性、效率、公平性和患者体验（Gillam et al，2012）。慢性病的护理质量得到了提高，并且降低了死亡率。大多数疾病，尤其是糖尿病，得到了更好的护理，流程及中间指标均得到了改善。

如前所述，最近的一项系统评价发现，强度较低的证据表明，门诊环境中的 P4P 计划可能会改善护理过程的结果。英国在 QOF 下记录了阳性结果，其激励措施远大于美国的任何 P4P 计划（Mendelson et al，2017）。

然而，一项研究发现，一部分研究通过排除大量患者而取得很大的收获，因此，还需要进一步的研究来确定将其排除在外是出于有效的临床原因还是仅仅为了补偿（Doran，2006）。

尽管在某些指标中 QOF 似乎具有成本效益（Walker et al，2010），但对成本的真正影响仍不确定（Gillam et al，2012）。

2.3.2 葡萄牙的 P4P 和慢性病

自 1998 年以来，葡萄牙就制定了针对全科医生的绩效工资计划，该计划于 2006 年进行了重组（Johnson et al，2010），以涵盖家庭保健（family health unit，USF）。USF 由多个自愿组成的多学科团队组成，通过绩效补偿的激励机制，使全科医生更加贴近患者（Barros et al，2011）。激励的措施基于团队和医生的表现（Johnson et al，2010），以及患者的情况（Barros et al，2011）。2006 年也是葡萄牙支付其医疗保健预算的第一年（Johnson et al，2010）。从 2006 年到 2013 年，公共医疗保健支出的总值（Pordata，2016a）、人均支出（Pordata，2016c）和占 GDP 的百分比（Pordata，2016b）均有所下降（Pordata，2016a）。

在葡萄牙地方卫生行政部门的初级保健预算中，人为因素相对增加。人为因素根据人口统计学和疾病负担指数，以及某些疾病（如高血压、糖尿病、压力和关节炎等）的局部患病率进行调整。有研究者发现，在葡萄牙的初级保健使用者中，患有多种慢性病是很普遍的情况（Prazeres et al，2015）。葡萄牙的一项研究发现，多种慢性病的增加与健康相关的生活质量下降有关（Prazeres et al，2016）。

一项研究分析了 USF 和基层医疗中心的绩效（Fialho et al，2011）。在 USF 中，患者预约的平均等待天数减少了 54%，等待急诊/急性咨询的平均时间也缩短了，并且在候诊室花费的平均时间也大幅度减少。此外，预约全科医生的平均等待天数减少了 45%，而在候诊室进行医疗咨询的平均时间减少了 36%。在费用方面，总成本平均降低了 5%。

2.4 Bismarck 模式下的国家/地区的 P4P

具有多付款人保险模型的国家/地区遵循 Bismarck 模式，其中包括法国、德国、荷兰、比利时、瑞士、日本和一些拉丁美洲国家。本部分将介绍荷兰和法国的 P4P 计划。

2.4.1 荷兰的 P4P 和慢性病

荷兰拥有强制性的健康保险。但是，与美国一样，荷兰的医疗保健资金也是零散的，这不利于建立长期的按绩效付费计划。但是，2007 年批准了捆绑式付款计划，以提高慢性病的护理质量。该计划最初是针对 2 型糖尿病的实验性计划，于 2010 年被批准在全国范围内实施，并扩展至慢性阻塞性肺疾病和血管风险管理（Struijs et al，2011）。保险公司向主要承包实体"护理团体"支付捆绑付款，以支付糖尿病护理服务。护理小组由多个提供者组成，通常是专科医生。护理小组对分配给该计划的所有患者均承担临床和财务责任。到 2010 年，约有 100 个护理小组正在实施糖尿病管理计划。

自荷兰实施 P4P 以来，患者死亡率和医疗费用已明显下降（Struijs，2015）。在 2007～2010 年，即该计划的初期阶段，医疗服务水平和多项指标均得到了轻度至中度的改善。

2.4.2 法国的 P4P 和慢性病

2009 年，法国引入了一项针对初级保健医生的 P4P 试点计划，名为"改善个人实践合同"（Contract for Improving Individual Practice），该合同由法国国家健康保险实施。2012 年，该计划扩展到所有全科医生和一些专家，以提供一套特定的指标，并更名为"公共研究对象组织"（Rémunération sur Objectifs de Santé Publique，ROSP）（Cashin et al，2014）。私人医生自愿加入该计划，但他们也可以自由选择退出（L'Assurance Maladie，2016）。然而，尽管合同中断并且可以不加任何罚款，但 2/3 的法国全科医生仍选择不参加。根据对 1016 名受访者的横向调查，对该计划相关的道德风险的看法似乎是大多数医生不签署该合同的原因。这些风险因素包括"感到不适的情况，即患者没有被医生告知患者签署了 P4P 合同"（OR=8.24，95％ CI=4.61～14.71），"发生利益冲突的风险"（OR=4.50，95％ CI=2.42～8.35），"患者认为医生可能有违反职业道德的风险"（OR=4.35，95％ CI=2.43～7.80），以及"排除最贫困患者的风险"（OR=2.66，95％ CI=1.53～4.63）（Saint-Lary et al，2013）。

法国的 P4P 和慢性病 ROSP 旨在鼓励医生为慢性病患者提供更好的护理。对于糖尿病患者，HbA1c 结果和其他糖尿病指标从 2011 年末到 2015 年末有所改善。这对于避免糖尿病相关并发症和合并症是必不可少的。2011 年之后，HbA1c 水平平均提高了 8.7％。同样，患有心血管疾病的高危糖尿病患者也提高了 7.2％（L'Assurance Maladie，2016）。但是，未找到有关该计划对成本的影响的信息。

2.5 在国家卫生保险模式下的 P4P

已采用国家卫生保险模式的国家包括澳大利亚、加拿大、韩国。本部分将仅关注中国台湾地区的 P4P 计划。

2.5.1 中国台湾地区

1995 年，中国台湾地区实施了一项全民健康保险计划（Cheng et al，2012）。中国台湾地区的医疗保健利用率很高，2004 年患者平均每年就诊 13.5 次，而发达国家患者平均每年就诊 6.7 次（Chang et al，2012）。2001 年，中国台湾地区实施了一项糖尿病付费绩效计划，以鼓励提供者提供优质的护理，特别是心血管方面的检查。该计划不是强制性的，5 年后，只有不到 30% 的糖尿病患者参加了该计划（Chang et al，2012）。

中国台湾地区的 P4P 和慢性病　在中国台湾地区进行的各种研究都表明，参加该计划的糖尿病患者的护理质量得到了提高，费用也有所降低（Chiu et al，2017）。一项利用了 2005～2006 年的数据研究的试验发现，参加 P4P 计划的患者接受糖尿病特异性检查的次数比未注册的患者多，并且平均多看 2 次医生（Lee et al，2010）。此外，参加该计划的患者接受与糖尿病相关住院治疗的次数也较少。该计划与较低的住院费用有关，尽管该计划中患者的总护理费用明显较高，但是总的增量支出很小。2013 年对 1458 名糖尿病患者进行的一项大型调查发现，参加 P4P 计划的患者可能得到了更好的以患者为中心的护理，并且对护理有了更好的认知和临床结果（Chiu et al，2016）。

然而，中国台湾地区的研究发现，病情较重的患者（Chen et al，2010；Hsieh et al，2015a，2015b）及患有多种慢性病的患者（Chen et al，2010；Hsieh et al，2015b）被不成比例地排除在 P4P 糖尿病计划之外。这可能是由该计划的设计缺陷引起的，它鼓励医生不要为他们招收病情最复杂的患者。2006 年底，该计划进行了改革，包括中期健康结果的实现，但一项研究发现，即使在改革之后，病情较重的患者和有合并症的患者也更有可能被排除在该计划之外，并且对患者的中期健康结果的额外激励措施适度加重了患者的风险选择（Hsieh et al，2015a，2015b）。有各种建议可以解决这一问题，如重新审查程序的设计（Lee et al，2010；Hsieh et al，2017）及强制要求参与（Chen et al，2010）。

最近的一项研究分析了患有多种慢性病的糖尿病患者的按绩效付费治疗的成本效益。Hsieh 等（2015a，2015b）调查了 P4P 计划对单独患有糖尿病的患者，以及合并高血压和高脂血症的糖尿病患者的成本效益。使用基于人口的纵向数据库数据，并比较 P4P 和非 P4P 糖尿病患者的成本效益，结果发现，该计划对 2 个群体都具有成本效益，在单独患有糖尿病的患者群体，投资回报率为 2.60∶1；在患有多种慢性病的糖尿病患者群体，为 3.48∶1。因此，中国台湾地区的 P4P 糖尿病项目能够长期提高成本效益，并节约成本，尤其是对患有多种慢性病的糖尿病患者而言。Huang 等（2016）在糖尿病的一组研究中也取得了类似的结果。

2.6　基于价值的支付系统作为替代策略

基于绩效的支付和诊疗相关预支付是截然不同的成本控制策略，它们甚至可以一起实施。两者的证据是喜忧参半的，显然，这两种策略都与慢性病的支出有效性或更好的结果没有一致关系。诊断相关组在很大程度上与较高的总成本有关，但在一些国家，它们与更高的效率相关。在美国，DRG 系统在降低总成本的通货膨胀方面非常有效，但也没有证据表明它对护理多种慢性病患者有影响。

绩效工资计划对成本影响较小。据报道，P4P 在中国台湾地区（Chiu et al，2016）具有成本效益，在荷兰（Pomp，2010）、葡萄牙（Chipman，2015）及英国等一些在质量和结果框架内的国家也被发现具有成本效益。就健康结果而言，结果好坏参半，尽管大多数被审查的病例似乎有一定的积极结果。一些绩效工资方案涉及以患者为中心的护理和疾病管理，如英国和葡萄牙就采用了多学科团队的做法。在高收入国家和低收入国家，慢性病护理或管理的医疗保健系统缺乏完全一体化的护理是根本问题。

2.7 结论

无论一个国家/地区人口的收入状况如何，成功的卫生制度和政策改革需要在人口健康管理的发展中同时执行。虽然这两项改革战略都可能适合在人口健康管理框架内减轻慢性病患者的负担，但似乎很难确保战略在实施之前取得成功。不同的国家/地区在这两种战略上的成功率不同，但由于存在许多混淆因素，如医疗保险覆盖的差异、将医疗系统与社会服务系统相结合的能力，以及卫生信息技术的有效利用和实施，因此仍难以评估其原因。P4P 计划的有效性是成本控制的杠杆。然而，在改善交付系统时，特别是在实施综合护理和护理连续性方面，必须采用多种策略，以避免任何缺点或不良反应，从而最大限度地提高该计划的成功率。此外，必须完善基于结果的计量和支付计划，为卫生保健提供系统中的关键参与者或利益相关者制定创新和公平的奖励措施，以激励适应生活方式变化的患者（例如，戒烟、预防和治疗药物滥用、鼓励患者参与营养和饮食变化），并鼓励患者参与慢性病管理和预防的自我护理实践。

根据电子医疗记录和个人健康记录中生成的行政和患者护理数据，有可能让临床医生、健康服务专家和数据科学家合作构建有效、可靠和实用的预测分析，以指导人口健康管理。

第 3 章

人口健康管理的原则
Integration of Principles in Population Health Management

> **摘　要**：通过整合多个领域的人口健康管理方法，利用跨学科护理团队，并适当应用保健信息技术，在多个层面进行全面协调，可以改善多种慢性病的医疗保健和患者护理效果。患者的风险分层使医疗服务者能够将适当的资源集中在有最大需求的患者身上。通过预防高风险患者急性事件的发生及健康状况的变化，并为低风险患者提供预防和健康服务，护理管理工作可以对健康管理效果和成本效益产生最佳影响。本章强调了在人口健康管理中结合背景（宏观层面）和个性化护理（微观层面）来解决多发性疾病的必要性。
>
> **关键词**：多发性疾病；个性化护理；识别；风险；整合；跨学科研究

在复杂的美国医疗体系中，医疗分散和缺乏协调导致其效率低下。对于患有多种慢性病的患者来说，由于这些患者的独特需求和特点，以及与他们护理相关的高服务利用率模式和成本，医疗保健系统不足是主要问题。医疗服务的整合和协调是改善医疗服务系统的基础，这一系统能够覆盖目标人群，为他们提供高质量的医疗服务，并降低成本。确定与高风险和费用相关的护理和治疗模式，并制定战略和干预措施，以改善这些患者的健康状况，这需要患者、护理人员、提供者、社区实体和其他利益相关者的共同参与。

"护理协调"一词有多种定义，美国卫生研究和质量机构（the Agency for Health Research and Quality，AHRQ）指出，从患者/家庭、卫生保健专业人员和系统代表的角度去考虑护理协调很重要，因为这些群体可能有不同的观点。从广义上来说，护理协调是在参与患者护理的 2 名或多名参与者（包括患者）之间精心组织患者护理活动，提供适当的医疗保健服务。护理组织包括组织人员和其他资源，以执行所需的患者护理活动，一般通过负责护理不同方面的参与者之间的信息交换来管理（McDonald et al，2014）。缺乏整合可能不能满足患有多种慢性病患者的保健需求，患者得不到适当的或高质量的护理，并利用本可以避免的保健服务,如急诊和再住院。医疗保险受益人平均每年要看2名初级保健医生和5名专科医生,而30%患有多种慢性病(4种或4种以上)的医疗保险患者的初级保健诊所需要与36个诊所中的86名其他提供者进行协调(Tinetti et al, 2016)。由于人口健康管理方法提供了基于相似特征确定患者群体以改善可及性、质量、结果和支出的机会,因此了解实施该方法所涉及的各种要素非常重要。

考虑到这一人群的复杂性,认识到人口健康管理的多个领域或原则,以及各组成部分的整合方式,对于护理多种慢性病患者尤为重要。为了让这些患者享受更好的卫生和社会服务,区分和评估患者群体,考虑护理患者所需资源的背景因素,以及以患者为中心的护理模式的个体因素是十分有必要的。背景因素包括人口属性、社区和保健系统的组织结构及地理区域。个性化护理要素包括健康连续体中以患者为中心的需求和有针对性的干预措施,以高效地满足患者的需求。技术是人口健康管理所有要素中的关键部分。适当地使用健康信息,加强与患者、提供者和其他利益相关者的沟通,有助于促进以患者为中心的行动,以及对该过程的评估和改进。

了解某些慢性病是如何基于临床、经济或社会属性聚集在一起,以及在患有多种慢性病的复杂人口中识别同质亚组,对于高效地整合护理非常重要。患者、护理人员、医疗服务提供者、健康计划和其他利益相关者可以通过使用有关这些群集及慢性病分组的方式,更好地从传统的基于病情的方法过渡到以患者为中心的方法。此外,识别患有多种慢性病的高风险、高成本患者的模式,可增强预测患者重要特征的能力,如最有可能表现出明显改善的结果、未来成本高及对护理管理干预措施反应最佳的患者(Kronick et al, 2007)。对患有多种慢性病患者的特征、可变性和潜在挑战进行更精确的描述,就有可能为这些患者开发和实施多层次的有针对性的干预措施。

3.1　背景或生态因素:影响人口健康的宏观因素

采用卫生健康管理方法需要努力解决背景和生态因素,以确保人口和资源的可及性。奥蒂斯·邓肯命名的"生态复合体"的生态参数包括人口(P)、组织(O)、环境(E)和技术(T)。人口健康受到POET成分相互作用的影响。POET模型如图3-1所示(Wan, 2014)。

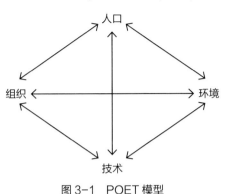

图 3-1　POET 模型

3.1.1　第一要素：人口识别、风险评估及分层（P）

第一要素涉及对患者健康状况和风险分层的识别、评估，以确定特定群体的需求和所需护理资源的可用性。利用人口统计学、社会和经济学特征进行分类，确定有意义的人口亚组，并确定患者所需的护理水平，使医疗保健者认识到供给系统的差距，根据个人需求制订以患者为中心的干预措施。

多种慢性病的患病率和患者对医疗服务的利用情况可能因社会、人口或地理因素而异。医疗保险受益人中多种慢性病患病率的变化与某些人口统计因素，如与年龄、性别和种族有关。根据 2010 年美国行政索赔数据的分析，结果发现随着年龄的增长，多种慢性病在同时符合医疗补助和医疗保险资格的受益群体中更为普遍。在所有年龄组中，女性患有 2 种以上和 4 种以上慢性病的概率较高，尤其是非西班牙裔黑种人和西班牙裔妇女。对 65 岁以上男性的分析显示，在非西班牙裔的白种人中，多种慢性病的患病率更高；然而，非西班牙裔的黑种人患 4 种以上慢性病的比例更高（Lochner et al, 2013）。

在患有多种慢性病的患者群体中，疾病被分为成对（二元组）或成组（三元组）的方式。对有残疾医疗补助的患者分析发现，在 5% 的最高成本受益者中，有几种特定的疾病以二元或三元的形式普遍存在，如心血管疾病、中枢神经系统疾病、精神疾病和肺部疾病（Kronick et al, 2009）。此外，某些疾病之间具有相关性，其中糖尿病与心血管疾病之间的相关性最高，其次是心血管疾病与肺部疾病、骨骼和结缔组织疾病及胃肠疾病（Kronick et al, 2007）。

虽然有关人口疾病分组的信息有助于识别高危人口，并且确定患者所需的护理水平，但也必须考虑非特定疾病因素。当存在社会障碍时，多种慢性病患者医疗保健服务的可及性和协调性变得更加艰难（Miller et al, 2013）。因此，根据所需的护理类型对人口健康和风险分层进行综合评估，需要纳入与环境和社会特征相关的信息。有一种分析技术（Wan, 2002），如预测树分析或自动相互作用检测器分析，可用于识别风险人口中相对同质的亚组，以便实施和评估针对亚组的干预措施。

3.1.2 第二要素：组织资源识别和分配（O）

第二要素是指实现最佳健康的组织能力和资源可用性。卫生健康管理方法受到各种因素的影响，如资源的可及性、协同合作关系，以及卫生保健系统提供的其他特征。这些区域水平的因素会对患有多种慢性病的患者产生影响。例如，在患有6种及6种以上慢性病且有医疗保险的患者中，已经确定了患病率、卫生服务利用率和支出方面的州级变化模式。2011年，美国东北部和南部各州患有6种及6种以上慢性病的医疗保险受益人的患病率较高，比佛罗里达州和新泽西州的平均水平高出约30%。在华盛顿特区，再住院率、急诊就诊次数和医疗保险的支出总数比全国平均支出水平至少高15%。虽然需要进行更多的研究来确定影响这种模式的具体因素，但保健资源的供应与保健区域差异有关，因为当保健资源的可用性更多时，疾病的可能性会增加。因此，联邦医疗保险受益者中多种慢性病患病率的州级差异可能与州卫生保健资源部分相关（Lochner et al, 2013）。

为了应对可能的挑战、机遇或威胁，可能会形成社区联盟。社区伙伴的共同努力可能具有深远意义；然而，如果没有针对具体健康问题所形成的单独联盟机制，以简化针对多个健康问题和社区部分的工作，方案和服务仍有可能重叠。这种类型的合作关系可能是为了获得必要的卫生服务和社会服务，而对患有多种慢性病的患者可能会产生巨大的影响。

风险分层有助于医疗保健者将适当的资源集中在最有需求的患者群体上（Care Continuum Alliance, 2012）。了解患者所需的护理水平及服务提供者的类型，有助于提高医疗服务及资源使用的针对性和效率。社区合作者之间的沟通和资源共享可以促进解决健康问题的一致性，从而提高影响力和资源利用率（Janosky et al, 2013）。在人口健康管理的背景下，采取的行动和开展的活动为患者的护理提供了信息。由于资源的稀缺性，可能需要对资源进行优先排序或细分，以便将医疗服务用于最有可能从干预中受益的人群。

3.1.3 第三要素：环境或地理环境（E）

第三个要素是影响人口健康的环境或地理因素。物理空间的独特特征可以更好地了解健康需求的分布，以及对健康可能的威胁。鉴于多种慢性病患者复杂的健康和护理需求，以及缺乏最佳治疗和实践知识的研究，这也是多种慢性病患者人口健康管理非常重要的一部分，通过评估卫生需求的地理空间分类和可能影响健康环境的因素，可以更好地为患有多种慢性病的患者提供有针对性的干预措施。

根据 Rocca 等的说法，地理上确定的人口中多种慢性病模式的特征可与美国或世界范围内的其他人口相比较，以研究地理上的相似性或差异性。此外，这些发现还可用于指导当地社区的临床实践或公共卫生决策。2011 年对美国各州医疗保险数据进行分析，发现了患有多种慢性病的患者在医疗服务的患病率和利用率方面的差异。该分析还强调了未来研究的必要性，以便了解与国家差异相关的具体因素，如潜在风险因素分布的差异、条件的组合和类型，以及可用卫生保健资源的数量（Lochner et al，2013）。

地理空间方法已用于评估多种慢性病的地区分布。一项研究分析了不同的地区多种慢性病在单个州的发生率，发现与预期的情况相比，多种慢性疾病组合的患病率较高。为了更好地了解导致空间关联差异的因素，建议未来探索个体行为（如吸烟）、职业暴露（如接触颗粒物）和环境条件（如空气质量和靠近主要公路）的作用（Cromley et al，2016）。因此，对特定的多种慢性病患病率变化较小的区域进行研究，可以将有关社区资源、文化差异、工业影响和其他可能影响健康行为、状态或护理服务的环境特征的相关信息纳入其中。

在考虑多种慢性病的健康和保健时，环境危害（如污染）可能也是影响因素之一。一项关于空气质量对慢性病患者健康影响的纵向分析报告称，接触空气污染的程度越高，卫生服务使用率就越高（To et al，2015）。尽管各种环境污染物可能会导致慢性病，但化学品暴露与健康之间的关系是复杂多样的。在对慢性病的环境决定因素和医疗方法的审查中，Sears 和 Genuis 得出结论，"解决环境健康和慢性病的成因对社会具有广泛的影响，对改善健康和生产力有很大的好处"，风险识别、化学评估、减少暴露、补救、监测和规避被确定为可能的公共卫生举措（Sears et al，2012）。

虽然需要更多的研究来阐明影响人口健康管理的环境和地理因素，但卫生保健者在为多种慢性病患者开发以患者为中心的干预措施时，仍可以考虑现有的经验证据和来自单名患者的可用信息。了解患有多种慢性病患者的生活、护理的环境和地理特征，是确保护理资源能满足患者健康需求的重要一步。

3.1.4 第四要素：技术创新和使用（T）

技术是影响人口健康管理实施的重要因素之一。信息的可用性、组合方式，以及分析多个来源数据的能力是患者评估的关键组成部分（Care Continuum Alliance，2012）。患者数据可用于评估健康状况、进展、服务利用率，以及交付系统的差距或不足。目前有关患者医疗信息的预测性分析为患者提供了改善治疗效果、降低成本和提高效率的机会（Miller et al，2013）。预测模型使医疗保健者能够识别将来可能成为高风险的患者，并以各种方式进行干预，以防止这些人发生急性事件（Healthcare Informatics，2016）。因此，获得有用的患者信息和创新技术资源能更好地了解人口健康状况和确定最需要护理的人群。

技术资源的可及性和复杂性的变化影响人口健康管理的实施。例如，由于技术能力有限，农村地区可能以不同的方式实施人口健康管理（Care Continuum Alliance，2012）。此外，如果没有适当的卫生信息技术工具，卫生保健者为最需要护理的患者提供服务的能力将受限。为了提高效率，信息技术解决方案需要对人力资源和时间安排进行充分规划（Healthcare Informatics，2016）。在考虑卫生信息技术以实现患者护理目标时，独特的背景特征和资源发挥着重要作用。

在参与 Beacon 社区合作协议方案的经验中，强调了在实施保健信息技术方案时与当地环境有关的因素的影响。该计划由美国国家卫生信息技术协调员办公室根据 2010 年《卫生信息技术促进经济和临床健康法案》创建，旨在帮助社区建设和加强其卫生信息技术基础设施。由于这些社区与当地环境相关因素的差异，他们利用健康信息技术支持护理管理项目的策略也有所不同，但是这些方案设计的基本组成部分有 3 个是一样的：①社区需求评估；②地方和区域伙伴的参与；③可用资源和基础设施的评估（Allen et al，2014）。

3.2 个性化护理：影响人口健康的微观因素

个性化护理是人口健康管理过程中的关键组成部分。与患者接触和沟通最合适和最有效的方法可能因个人偏好、能力、资源可用性和需求水平不同而不同。因为在复杂的疾病管理及预防疾病等工作中必须考虑患有多种疾病的不同情况，所以患有多种慢性病的患者的需求水平的变化可能相当复杂。以患者为中心的干预措施需要选择符合个人健康需求的治疗方案。在理想情况下，通过医疗保健者获得的信息将有助于与患者进行有意义的对话。通过整合这些信息，临床医生可以更好地了解患者的情况和偏好，并制订更有效的护理计划，以更好地改善医疗保健效果和成本。

3.2.1 参与和沟通

在整个护理过程中，必须让患者参与进来并获得相关信息。"参与"被定义为"一种表现为积极行为改变的心理状态"，包括"致力于患者的目标，自主参与干预导向的活动"（Care Continuum Alliance，2012）。患者的健康受到患者、护理人员和卫生系统的影响，其中患者是最具影响力的因素。通过让患者有效地参与，可以改善患者的健康行为和执行护理计划的情况，如患者用药的依从性。这些改进反过来可促进护理质量的提高及护理成本的降低（Proctor et al，2016）。因此，患者参与是人口健康管理的关键组成部分。

增加与患者的沟通，将他们的意见纳入护理计划，可以提高患者治疗依从性，提高患者满意度，改善治疗结果。为了发展以患者优先为导向的护理模式，一个由患者、护理人员、临床医生、卫生信息技术专家、卫生系统领导和其他利益相关者组成的咨询小组就3个可改变的问题进行讨论，这3个问题可导致患有多种慢性病的老年人的分散、护理任务的繁重和治疗结果的不良。这3个可改变的问题是：①专注于疾病而不是患者的决策和护理；②临床医生之间缺乏明确的角色、职责和责任划分；③对患者和护理人员最重要的健康结果目标和护理偏好的关注不够。解决这3个问题的一个策略是根据个体化的目标和患者的偏好，围绕相同的结果进行调整（Tinetti et al，2016）。

"自我管理支持"被定义为"卫生保健人员系统地提供教育和支持性干预，以提高患者管理其健康问题的技能和信心，包括定期评估进展和问题、设定目标和解决问题"（Suter et al，2011）。支持自我管理目标以实现协调护理的活动包括通过信息、培训或辅导为患者及其护理人员提供教育和支持，这些活动根据患者的偏好和能力制订，并促进患者提高自我护理的能力，以改善行为、起过渡作用的护理和自我效能感（AHRQ，2014）。

家庭和其他护理人员在多种慢性病患者管理中的作用也必须考虑。自我保健能力对于管理与健康状况下降或其他慢性疾病发展相关的风险因素至关重要，但由于存在多种慢性病，严重的患者的自我保健能力可能有限（HHS，2010）。慢性病患者必须对自己完成日常生活任务的能力有信心。自我效能感是行为改变的一个重要前提，因为相信自己有能力完成任务的人会被驱使采取必要的行为。因此，对自己行为能力的信心会影响实际行为（Suter et al，2011）。虽然以患者为本的护理是成功护理协调的重要因素，但让患者的家庭成员和直接护理人员参与设计和实施护理管理计划的过程可能是对多种慢性病患者进行有效干预的基本组成部分。

3.2.2　以患者为中心的干预措施

对于一些患有多种慢性病的患者，现有的疾病指南可能不适用，因为随机临床试验通常排除患有复杂疾病的老年人。由于缺乏证据，这些患者治疗的效果可能不明确（Tinetti et al，2016）。美国卫生和公众服务部概述了几种策略，以满足多种慢性病的指南需求。这些策略包括指南制定者添加与多种慢性病相关的信息，风险因素管理以预防其他疾病，并确保慢性病指南库支持多种慢性病指南的推广（HHS，2010）。由于缺乏基于经验证据的指导方针，医疗保健者应与患者进行沟通，全面了解他们的治疗需求和偏好变得更加重要，因为从这种相互沟通中获得的信息对于确定最有效的干预措施至关重要。

据报道，医疗保健服务和治疗仅占全体健康的10%～12%，而行为和社会经济因素约占57%（Proctor et al，2016）。为了改善患有多种慢性病患者的健康，除了更好地协调医疗保健之外，还必须加强复杂的医疗和纵向心理社会护理的协调，使患者能够得到社区和其他公共卫生服务（HHS，2010）。因此，为多种慢性病患者制订护理计划时，除了医疗护理，还应考虑患者的独特需求，这一点至关重要，因为多种不同类型的支持服务会对健康状况和结果产生深远的影响。

此外，当干预模式与患者的偏好相匹配时，实现吸引患者并支持自我管理以改善健康结果这一目标的可能性会增加。对一些患者来说，亲自就诊可能是最合适的，而有一些患者则更喜欢在线或通过邮件传递信息和进行教育（Care Continuum Alliance，2012）。考虑到医疗问题的复杂性，除了考虑患者偏好，还必须考虑风险水平，尤其是患有多种慢性病的患者。确定患者的健康和需求，并利用资源进行适当的干预,可以改善治疗结果,并降低成本。例如,已有研究显示,医疗保险受益人的再住院率与患者患有慢性病的数量呈正相关(Lochner et al, 2013)。在患有多种慢性病的患者中,出院后由一名护理管理人员对护理过渡管理人员进行现场家访可明显降低再住院率及护理总成本(Jackson et al, 2016)。

美国疾病控制与预防中心(US Centers for Disease Control and Prevention)联合国家健康统计中心(National Center for Health Statistics)发布的2017年数据简报称,越来越多的患有2种或2种以上慢性病的患者遇到了医疗保健障碍。从2012年到2015年,65岁及以上患者在过去12个月内因各种原因延误或没有获得所需医疗服务的比例从13.5%上升到15%。在18～64岁的患者中,仅由于非成本原因而延误就医的比例从2012年的12.4%上升至2015年的14.6%。非成本原因包括缺乏交通工具、无法通过电话联系到医疗服务者、无法尽快获得预约或在患者能够到达时医疗服务者的办公室没有开放等因素(Ward, 2017)。由于患有多种慢性病的患者的健康状况和需求的复杂性,以及试图通过防止发生新疾病和减轻现有疾病的不利影响来维持或降低这些个体风险水平的重要性,获得必要的医疗保健、社会服务和其他社区资源方面的差异对他们的影响可能更加严重。

了解个人的独特需求对于确保以患者为中心的干预措施适合所需的护理类型和服务提供者至关重要。通过加强医疗和社会服务的协调和整合,为患有多种慢性病的个人提供以患者为中心的干预措施,可以减少不必要的或可避免的服务浪费,减少护理的障碍。医疗保健者和其他护理人员在沟通和协调方面存在困难。然而,人口健康管理和创新卫生信息技术为克服这些困难提供了方法,并在卫生保健的有效性和效率,以及治疗效果方面有切实的改善。

3.2.3 技术采用和使用行为

通过使用慢性病管理技术,可以监控和评估复杂的医疗问题。通过卫生信息技术整合跨机构和组织的沟通,可以改善护理的协调。对于慢性病患者来说,在护理过渡期间、长期护理管理中及在临床发作需要急性干预时出现的问题可以得到缓解。然而,卫生信息技术未能广泛使用,导致效率低下和资源浪费,卫生保健的效果和价值大打折扣(Clarke et al, 2016)。

临床医生、患者、家庭和交付系统都受益于可相互操作的健康信息技术,该技术改善了护理的协调，并向参与多种慢性病患者护理的医疗保健者提供统一的信息。通过使用电子和个人健康记录、患者门户网站和注册表、利用远程医疗和远程监控等安全的信息交流平台，以及将健康信息技术作为公共卫生工具来监控人口健康和绩效的措施，可以促进健康信息技术的实施和有效利用，以改善对多种慢性病患者的护理效果（HHS，2010）。

远程医疗技术不仅能识别疾病恶化的可能性，还能为慢性病患者提供及时干预的机会，也能通过纳入教育和建立自信的工具来提高患者疾病管理的自我效能。然而，有一些问题，如远程监护设备和远程监护出诊的报销问题，以及一些保健提供者购买监护设备的财务能力的问题，给广泛开展远程保健造成了障碍（Suter et al，2011）。因此，虽然利用以患者为中心的远程医疗有助于更好地改善患者的治疗效果和降低治疗成本，但为了提高这种技术的可及性和利用率，必须克服各种障碍。

3.3　结果评估和改进

通过监测及持续反馈，可以改善多种慢性病患者干预措施的效果（HHS 2010）。为了根据需要进行改进，必须建立一个评估干预措施效果和信息的流程。质量、成本效益和重要性是评估干预措施总体影响的3个方面，可以让医疗保健者确定其努力的价值及确定需要改进的方面（Care Continuum Alliance，2012）。考虑到以患者为中心的干预措施的重要性，结果评估和改善工作应考虑多个相关层面，这些干预措施可以将医疗和社会服务结合起来，以全面护理多种慢性病患者。

在努力改善多种慢性病患者护理的同时，还改变了供应系统和供应商的支付方式。随着质量和绩效指标的变化，公共卫生系统参与程度也有所提高（HHS，2010）。当公共卫生系统多个层面的护理者参与评估和改进工作，认识到独特的社区特征就变得至关重要（Janosky et al，2013）。通过加强当地利益相关者之间的沟通和认识，并采取有针对性的方法，以应对健康问题的独特挑战，调节社区健康干预措施的有效性，以改善健康成果。在制订改进计划，确定与此类计划相关的绩效措施时，必须考虑社区的各个方面。应确定如人口的健康需求、资源的可获得性，以及卫生保健者、组织和其他相关实体愿意接受的行动和责任范围等，以确保在社区实施此措施是有效的（Stoto，2013）。

由于美国医疗保险制度最近的改革鼓励提高质量,所以有更多机会实施人口健康管理。2015年美国《医疗保险准入和CHIP再授权法案》(the Medicare Access and CHIP Reauthorization Act,MACRA)停止了医疗保险B部分可持续增长率公式,代之以质量支付计划,这是一个基于价值的报销系统,旨在通过加强对患者质量护理的关注来改善医疗保险。通过质量支付计划,参与医疗保险B部分的患者可以从两个方面进行选择:①高级替代支付模式(alternative payment model,APM),它要求在参与创新支付模式时获得奖励;②基于绩效的奖励支付系统(the merit-based incentive payment system,MIPS),它要求获得基于绩效的支付调整。第一个绩效期为2017年1月1日至12月31日。在此绩效期间,提供商必须记录质量数据,并记录技术是如何用于支持其实践的,然后在2018年提交此数据。医疗保险将根据提交的数据向供应商进行反馈,在2019年,供应商根据医疗保险计划获得相应的支付调整,或者因参加APM而获得5%的奖励支付(Center for Medicare and Medicaid Services,2017)。

患有多种慢性病的患者复杂的护理需求通常需要各种类型的服务提供者,并且服务提供者需要花费更多的时间与患者在一起。财政激励政策可以促进护理模式的改进,以及多种慢性病患者健康状况的改善(HHS,2010)。在2007年的一份报告中,为了更好地了解患有多种慢性病的医疗补助受益者的护理需求,提高这些患者的护理质量和降低护理成本,医疗保健的整合和协调、绩效衡量、融资和评估是必须解决的关键问题(Kronick et al,2007)。质量绩效计划等改革措施可能通过向医疗保健者提供更多资源来全面解决这些关键问题。

3.4 护理的整合和协调

患有多种慢性病的患者对健康和社会服务有着复杂而独特的需求。改善人口健康的干预措施应考虑背景、社会因素及个人因素。这些干预类型应基于患者和实施干预社区的不同需求,以有效利用资源,缩小服务可及性方面的差距。不同成员的社区联盟侧重于一个共同目标,通过增加获得资源的机会、协调服务、减少重复性工作并获得公众支持,为在地方级解决复杂的健康问题提供了机会(Janosky et al,2013)。虽然衡量影响人群健康的因素很困难,但一套可操作界定人群健康的措施对于改善人群健康是重要的(Stoto,2013)。

"健康金字塔"是作为一个概念框架提出的，它使用包括生物医学和社会健康影响因素的5层金字塔来描述经健康干预的不同人口的影响水平。根据这一框架，适应社会经济和环境因素的健康干预所需的个人行为改变最少，影响人群健康的潜力可能最大。以咨询、教育和临床护理为重点的干预措施，涉及最多的是个人努力，对人群健康影响最小。金字塔的中层描述了在有限的时间点进行的保护性干预，如筛查和免疫接种，这些干预可能对健康产生长期的影响。通过协调金字塔各层的干预措施，社区可以对人群健康产生最大化的影响（Janosky et al，2013）。

2010年，美国公共卫生与社会福利部（Health and Human Services，HHS）制定了一个战略框架，旨在推动从传统的专注于个人慢性病的方法向多种慢性病的方法转变。HHS提出了"为患有多种慢性病的个人提供最佳健康和生活质量"的愿景，并概述了4个具体目标。这些目标是：①促进卫生保健和公共卫生系统的变革，改善患有多种慢性病的个人健康状况；②使患有多种慢性病的个人最大限度地利用经过验证的自我保健管理和其他服务；③向提供卫生保健、公共卫生和社会服务的工作者提供更好的工具和信息；④加强科研，以填补关于多种慢性病知识的空白，促进干预措施和系统的完善，使患者受益（HHS，2010）。在HHS开发的这种组织结构中，需要卫生保健管理、干预和研究来解决多种慢性病（Lochner et al，2013）。因为许多与慢性病预防和管理相关的计划由HHS管理，采用这一框架可能在改善多种慢性病患者的医疗保健方面取得广泛的进展。

人口健康管理工作需要新的护理流程，并使用护理管理和电子健康记录的健康信息技术解决方案来支持护理流程。还需要合适的人来为患者服务，因此以团队为基础的护理是必不可少的（Healthcare Informatics，2016）。跨学科团队在管理护理方面具有专业性及较强的沟通能力，已被确定为有效改善护理和减少计划外护理事件的重要组成部分（Clarke et al，2016）。

护理协调的中心目标是在提供高质量、高价值的护理的同时满足患者的需求和偏好（McDonald et al，2014）。为此，我们将继续探索有效、全面及合适的医疗保健新方法。例如，引入利用移动综合保健模式，作为一种基于社区和技术先进的方法，以解决慢性病患者在协调护理和服务提供方面的差距。这些项目利用了医生、护士、药剂师、社会工作者、社区卫生工作者、急救医学专业人员及其他资源和人员。移动综合医疗保健模式的核心要素包括全天候专业团队、运营调度和通信中心、护理过渡团队、涉及家庭访问的纵向高风险护理、涉及患者家人和护理人员的高级疾病管理，以及利用移动临床医生和远程医疗来协调计划外急性发作疾病的护理（Clarke et al，2016）。这种类型的整合为患有多种慢性病的患者高效地提供以患者为中心的护理，从而改善患者的健康状况并降低医疗成本。

3.5 结论

多种慢性病患者的医疗保健可以通过整合多个领域的人口健康管理来综合协调，利用跨学科的护理团队和适当的卫生信息技术来改善医疗保健效果。患者识别和风险分层使医疗保健者能够将适当的资源集中在需求最大的患者身上。通过预防高风险患者的急性事件和健康状况的恶化，并为低风险患者提供预防疾病和健康服务，护理管理工作可以对健康管理效果和成本效益产生最佳影响。对环境和地理特征的考虑能更好地理解需求分布及对健康的潜在危害。有目的地参与和沟通，有助于患者参与针对其特定医疗保健需求和个人健康目标制订的干预措施。在整个过程中，技术和分析工具的创新使用至关重要。

利用技术解决复杂的医疗问题是一个不断扩展和发展的领域。由 Healthcare Informatics 开发的一份研究报告指出，人口健康管理需要"注册、医疗差距识别、风险分层、预测建模、利用管理、基准测试、临床仪表板、患者外展和自动化工作队列的应用程序"（Healthcare Informatics，2016）。虽然卫生保健组织和社区的资源和能力水平各不相同，但必须采用卫生信息技术，促进操作性、数据共享和有效沟通，以确保从可用信息中获得适用的知识。

人口健康管理对多种慢性病的多重影响表明，加强预防有许多益处。例如，这些举措不仅对患者和医疗保健者有积极影响，还可为弱势群体提供机构护理的替代方案。患者可感受到在健康行为、自我效能、健康状况、生活质量和卫生服务利用方面的改善。临床医生可以感受到在资源效率、了解患者健康风险、优质护理及患者满意度方面的改进（Care Continuum Alliance，2012）。护理协调方面的可持续改进需要有能力的患者，他们能够自我宣传，并利用预防性护理服务，医疗保健者也要有能用新方法护理复杂患者的能力（Miller et al，2013）。整合人口健康管理和以患者为中心的过程需要临床医生、患者、护理人员和其他利益相关者的共同努力。通过评估和持续改进卫生信息技术也是这一进程的重要方面。患有多种慢性病的患者有复杂的需求，通常也是卫生服务的高利用率者。通过改善协调，整合人口健康管理的多个领域，在改善多种慢性病患者的健康方面有巨大潜力。

第 4 章

优化人口健康管理的策略：对多种慢性病老年护理的启示

Strategies to Optimize Population Health Management: Implications for Elder Care with Poly Chronic Conditions

> **摘　要**：人口健康管理针对的是具有不同卫生保健需求的亚人口。这一章阐明了以老年体弱患者的护理为中心，医疗保健信息学和管理学如何为医疗服务提供者和管理者提供更有效的护理，并有效地使用电子健康记录（electronic health record，EHR）。其战略目标是：①开发一个协调卫生 – 联邦数据电子检索信息网（Health-Federated Information Network for Data Electronic Retrieval，Health-FINDER）系统；②宣传高危老年人综合护理的知识和技能；③为初级保健医生和工作人员提供信息技术集成服务，以进行循证保健管理；④通过健康信息交换（health information exchange，HIE）设计和推行改善多种慢性病患者状况的措施；⑤防止和转移不适当的住院或住院治疗；⑥协助 Health-FINDER 的提供者，促进人口健康管理；⑦通过与社区利益相关者合作，参与跨学科信息学研究；⑧利用社区、州和联邦资源，使得老年人护理的成功最大化。
>
> **关键词**：老年护理；跨学科视角；健康探索者；健康信息交流；亚人口；信息技术集成；综合护理；患者参与度

人口健康管理针对的是具有不同卫生保健需求的亚人口，有 3 类老年患者的医疗保健使大多数社区的财政和劳动力不堪重负。第一类为患有多种慢性病且独立生活的老年人；第二类为有功能障碍而需要长期协助的老年人，总体上，任何社区有 2%～5% 的这类老年人；第三类为在过渡期间需要完全护理的老年人，如手术后从医院转到康复机构。每个患者类别代表一个独特的人群，包括与老龄化相关的常见但不同的健康相关问题。因此，他们的复杂需求反映了优化资源和信息交流的设计和实施的必要性，这是加强协调护理所需的。

4.1 跨学科框架

在跨学科框架的理论指导下建立一个综合的卫生和社会服务网络，可用于从临床实践和研究中产生边际效益。最终，这一战略可以帮助老年患者避免昂贵的机构护理，并提高老年患者的健康水平。这种方法可以在全世界进行调整和传播，以制订促进人口健康管理的临床和执行决策的系统。

全球老龄化人口的增长及其对慢性病护理的需求，以及支离破碎、不协调的护理体系，对老年患者的健康保障构成威胁。通过 HIE 加强护理管理技术的机会比比皆是，对老年患者采取以患者为中心的护理模式和有效使用 EHR 是至关重要的。有 8 个具体的策略被提及，这些策略将有助于为需要急性、亚急性和社区长期护理的高危老年患者提供协调护理。卫生保健信息学和管理学的研究人员和从业者可以利用跨学科的方法，将背景、生态和个体因素整合到卫生和社会服务差异的调查中，以形成伙伴关系来促进人口健康管理。这一理论的发展将使科学家能够检验在临床实践中什么有效，以及什么无效。因此，Health-FINDER 系统可以在许多国家进行调整和应用。通过循证实践和研究，可以制定和验证临床和卫生行政决策支持系统。本章概述了跨学科框架下的 8 个战略目标，从整合宏观和微观层面的预测因素，解释个人和人口健康的可变性。

4.2 优化人口健康管理的策略

4.2.1 第一项策略：发展协调的老年卫生保健系统

《国家健康信息基础设施法案》规定，美国迫切需要对 HIT 进行投资，包括 EHR 系统。HIT 和 HIE 的创新应用可能会填补支离破碎的医疗保健系统的空白。此外，医学研究所的质量改进倡议主张应确定并消除采用 HIT/HIE 的障碍（Institute of Medicine，2001，2006，2009）。拟议的战略是对通过有效使用 EHR 来提高医疗保健质量和缩小美国医疗保健差距的需要做出的直接回应。因此，通过 EHR 共享相关信息可以将数据转化为特定具体情况的信息，从而使提供者能够获得循证知识，进而改进实践。然而，由于缺乏关于 HIT 的类型和实施方法将改善护理管理和控制护理成本的知识，HIT 的广泛实施一直受到限制。

目前，EHR 已经被一些仅在医院工作的医生实施和使用。然而，它在医院医生之外的使用并不广泛。EHR 已经收集了大量的患者护理数据，但在提供有关如何改善卫生保健过程和结果的信息方面所做的努力有限。此外，在利用这些信息来改善卫生保健，以及整体患者和人口健康方面所做的努力不够。在过去的 10 年，通过使用护理管理技术，共同努力设计和实施以患者为中心的护理概念（Breen et al, 2008；Marathe et al, 2007；Wan et al, 2002）。近年来，循证医学和实践呈爆炸式增长，已经收集了大量临床和管理数据。然而，在协调能够为改善卫生保健过程和结果生成信息的关系数据库方面做得很少。为了建立供政策决策者、提供者、管理员、设施设计人员、研究人员和患者使用的知识存储库，需要这样的系统信息来制订预测性分析。基于证据的知识使用户在制订政策、临床、管理和结构决策方面具有竞争优势，从而可以改善个人和公共健康（Wan, 2002；Wan et al, 2003）。

一篇发表在《美国医学会杂志》上的文章指出，以实践为基础的研究将产生新的知识，并可弥补推荐护理和改善健康之间的鸿沟（Westfall et al, 2007）。这一方法为创新和有效利用资源提供了一个框架，使 21 世纪美国在教育、创新产品开发和有效的以患者为中心的护理中使用信息技术方面处于领先地位。

拟议的战略将产生大量对现有患者护理数据的分析工作，因此可以设计一个以患者为中心的护理管理技术模型，该模型将用于协调和加强患者护理。这一模式将依赖 EHR，并将包括一个名为 Health-FINDER 的创新 HIE 系统集成。集成技术可与现有数据源互操作，而不是通过消耗资源来创建新的 EHR。Health-FINDER 将成为 HIE 整合解决方案的枢纽。它将利用来自多个利益相关者的资源来优化系统。在战略上，它将努力服务于公共利益和社区福利，为社区提供积极的经济和健康影响，并在所有参与者和利益相关者之间建立强有力的合作。Health-FINDER 系统的建立将实现几个目标（表 4-1）。它将患者和管理数据放入一个存储库中，为已经存在的多个相互依赖的后端数据源（如 EHR、药物历史等）提供单一视图。集成软件用于设计协调护理模块，监控和评估子系统和组件的性能，并增强互操作性，以提高 EHR 的有效利用率。

4.2.2　第二项策略：向高危老年人传授综合护理知识和技能

卫生信息系统设计的一个主要目标是通过创新的卫生信息交换系统，让他们的护理提供者和管理人员更好地获取患者信息，从而改善对患有多种慢性病的老年患者的护理。这个系统设计的主要目标是：①通过使用与现有数据源互操作的 Health-FINDER 系统，提高老年人协调护理的有效性，从而改善患者护

表 4-1 评估的战略目标、目的和指标

战略目的	目 标	指 标
为老年护理形成一个健康系统	• 将患者和管理数据库纳入主入索引（MPI） • 使用集成建模软件设计协调护理模块 • 监控和评估流程子部件的性能 • 建立工作流程以实现互操作性和有意义地使用电子医疗记录	• 增加 MPI 中持有的信息的完整性 • 多个数据源的集成水平 • 增加 Health-FINDER 系统的使用率
宣传具有多种慢性病的高危老年患者的综合护理所必需的知识和技能	• 配置创新案例管理技术 • 在初级保健中采用以患者为中心的协调护理 • 通过应用系统提供协调护理	• 增加数据库中的参与者数量 • 提高采用率 • 实现 2015 年制订的全国有意义的使用目标 • 通过协调护理提高用户满意度 • 增加提供的服务数量
提供 IT 集成服务，使初级保健医生和工作人员应用以患者为中心的护理管理技术	• 在初级保健中采用以患者为中心的护理技术 • 向体弱多病的老年人提供综合保健和社会服务 • 加强护理协调和转诊网络	• 所使用的以患者为中心的护理管理技术是否充分 • 正式的评价结果 • 增加患者评估和结果测量
通过 HIE 设计和实施质量改进计划	• 监控和评估项目成果 • 确定用户和提供者对协调护理的满意度水平 • 识别与项目相关的可处理结果 • 制订持续改进的策略和计划	• 针对疾病的结果 • 质量改进计划的充分性 • 医生参与反馈的充分性 • 在实践中改变，以获得更好的结果 • QI 活动参与率 • 减少医疗事故和治疗问题 • 其他患者安全措施（多药或药物相互作用事件）

（续表）

战略目的	目标	指标
防止和转移对符合条件的人不适当的机构护理	• 对可能住院的高危患者进行协调治疗 • 发现社区护理的障碍 • 避免过早的制度化	• 减少熟练护理设施的数量 • 减少多次去诊所就诊的次数 • 减少再次入院
使用健康系统促进人口健康，协助保健提供者	• 使用综合信息监测模型建立传染病暴发的早期预警系统 • 应用GIS技术识别服务需求 • 为患者教育实现最佳回报	• 减少健康事件的数量 • 减少门诊敏感疾病的报告数量
通过与社区利益攸关方合作，开展跨学科卫生信息学研究	• 设计并执行科学研究 • 传播研究和评价研究 • 促进学术和社区利益相关者之间的伙伴关系 • 培训卫生信息学家/信息学家	• 卫生保健信息学和管理研究发表的论文/书籍章节/书籍数量 • 专业演示的次数 • 与其他组织或社区协商的频率
利用联邦、州和当地社区的资源和资产来优化拟议项目的成功	• 服务社会公益和社会福利 • 提高合作伙伴的知名度 • 对我们所服务的社区产生经济和健康影响 • 与社区和其他组织建立强有力的合作关系	• 与其他HIT系统的连接 • 共享使用率 • 联合开发项目 • 能够与有兴趣应用HIT/HIE创新的多个实体进行协调 • 区域和国家认可

理结果，降低成本；②通过模拟临床病例审查的学习，加强为老年人提供临床护理的最佳做法；③通过使用针对慢性病的网络健康教育模块，推广人口健康管理。鼓励使用创新的护理管理技术，为患有多种慢性病的高危老年患者传授综合护理所必需的知识和技能。高危患者群体可以通过使用预测树分析或类似的分析方法来识别。希望将相互排斥的亚群作为设计和实施具体干预措施的目标群体。换句话说，一刀切的干预方法是不可取的，因为不同的患者群体可能揭示出实现最佳健康和慢性病管理所需的不同服务需求和干预措施。

4.2.3 第三项策略：为循证护理管理的初级保健医生和工作人员提供卫生信息技术服务

通过将以患者为中心的护理技术纳入初级护理，实现协调护理的解决方案。HIT 服务将帮助初级保健医生和工作人员应用循证保健管理，这将需要纳入以患者为中心的护理技术，使护理人员能够将综合医疗和社会服务应用于体弱的老年人。此外，它还将加强护理协调和转介网络的利用（Wan，2006）。

4.2.4 第四项策略：通过 HIE 为老年人设计和实施质量改进计划

目前已经进行了少量研究来检查 HIT 和 EHR 的有效性和影响（Wan，1989；Wan et al，2004）。尽管这些研究不允许对 HIT 或 EHR 的结果进行明确的评估，但它们确实指出了两者作为一种护理质量策略的潜力，同时承认了这些技术的发展曲线，这些技术尚未实现最佳使用（Lee et al，2002；2004）。为此，在严格的评估框架内部署的 HIT 的创新应用和 EHR 的有效使用，将推动我们进行更大的优化，同时缩小特定背景信息和实践中的关键差距（Häyrinen et al，2008）。回顾了有关电子健康记录的定义、结构、内容、使用和影响的文献，并建议：①在未来的信息系统开发中应考虑不同用户的需要和要求；②电子健康记录系统应包括不同类型的标准化工具、电子访谈和护理文件系统；③不同数据组成部分的完整性和准确性应由卫生保健专业人员检查和验证；④电子健康记录应为卫生政策规划提供重要信息；⑤国际术语的使用。实施和推广 HIT/HIE 创新的挑战由于个人和组织障碍而进一步复杂化，正如在 EHR 的发展中所指出的一致。

通过 HIE 的质量改进计划使系统用户能够监控和评估患者护理结果，确定用户和提供者对协调护理的满意度，确定与系统相关的易处理结果，并制订持续改进的战略和计划。HIE 系统的目的是防止和转移对符合条件的患者的不适当的机构护理；利用为老年人开发的缺氧缺血性脑病（HIE）系统，为可能住院的高危患者提供协调护理；我们可能发现社区护理的障碍，推进社区护理目标，并在限制最少的环境中提供服务。HIE 系统将努力避免过早的制度化，服务于降低机构成本和负担的目标。该系统将通过使用 Health-FINDER 系统协助提供者提供培训、技术援助来支持提供者实现这一目标。为了监测和评估质量使用情况，我们可以使用症状监测模型来建立传染病暴发或新出现的健康问题的早期预警系统，并应用地理信息系统（GIS）来识别服务需求和实现患者教育的最佳回报。

4.2.5 第五项策略：预防和分流不合适的住院及制度化

2015 年，医疗保险和医疗补助服务中心发起了一项名为"再次入院的医院处罚政策"的重要倡议（Wan，2017）。这项政策在降低心力衰竭、糖尿病、关节置换术和其他慢性病患者再住院率方面有很大的潜力。然而，需要彻底设计和执行系统评价和 Meta 分析，以梳理出可能影响慢性病住院或住院治疗的人为因素的相关性（Wan et al，2017a，b）。

4.2.6 第六项策略：协助提供者 Health-FINDER 促进人口健康管理

当务之急是以患者为中心的护理管理技术（patient-centered care management technology，PCCMT）能够比目前成本高、效率低的系统更好地管理慢性病，以及对个人、家庭、组织和社会的相关财务和社会影响。PCCMT 模型描绘了一个以患者为中心的护理系统，该系统扮演着一个熟练的家庭医疗社会导航员的角色，经过培训，指导患者完成他们的医疗选择，并协调提供者的护理。该系统作为一个跨越家庭医疗和社会服务的决策支持"导航器"工具，可以管理从预约到适当的健康教育和病例管理的大量患者护理需求。这种以患者为中心的多维、协调的护理方法是非常必要的，可填补当今信息系统体系结构中的一个重要且麻烦的缺口，该体系结构仍然支离破碎，效率相对较低，以牺牲医疗保健系统的性能为代价，最终是进行人口健康管理。事实上，美国国家工程院和医学研究所表示，医疗保健系统涉及众多高度专业化、分散的人员，多个信息流及多个医疗机构的物质和财政资源的协调和管理。然而，医疗保健还没有更好地利用系统工程的设计、分析和控制工具（Reid et al，2005）。Lee 和 Mongan（2009）

强调了这一观点，他们谴责系统工程未得到充分利用，并随后讨论了发展组织更好、绩效更高的卫生保健系统的条件。Lee 和 Munan（2009）提出的性能提升条件涉及此处提出的那种协调和监控架构。

2003 年，美国医学研究所发现了医疗保健方面的不足，并将护理连续性作为其全面呼吁改变美国医疗质量的主要目标（Institute of Medicine，2003）。2006 年，美国医师学会（the American College of Physicians，ACP）将护理连续性确立为重组或再造医疗保健的中心主题（Goroll et al，2007）。最近对接受以患者为中心的护理管理的患者的研究表明，医院利用率降低了 38%，总体成本降低了 26%，患者满意度升高（Sweeney et al，2007）。因此，必须建立科学证据来支持扩展电子病历（EHR）/个人健康记录（PHR）作为以患者为中心的护理管理技术的一部分的需要。

4.2.7　第七项策略：与大学和社区利益相关者合作，开展跨学科医疗保健信息学研究

在开展跨学科的医疗保健信息学研究时，需要与社区利益相关者合作（Wan，2006）。我们将共同设计和执行科学研究，传播研究和评估研究，并促进学术界和社区利益相关者之间的伙伴关系。附属于医疗中心的学术机构在提供系统工程知识和工具，以及在设计、测试、验证和维护复杂的以人为中心和以社区为中心的 IT 卫生保健系统方面拥有丰富的实践经验。此外，必须采用诸如跨学科方法之类的全面框架，以优化临床实践和改进。

要实现以患者为中心的先进医疗 IT 基础架构，就必须忠实地遵循系统工程最佳实践的要求，以进行复杂的社会技术系统设计。这些实践可确保：①设计正确的系统；②系统在整个设计寿命内都能按预期运行；③以最小的成本设计、开发、使用、维护和更换系统。两种方法基于仿真的概念探索和基于模型的系统架构，在计划活动中起着至关重要的作用。在个人、组织和社区层面已经观察到根本的信息技术问题，通过这些问题，正确设计和协调 EHR 可以提供有意义的解决方案，即有效、强大和可持续的解决方案。EHR 有意义的使用取决于多个因素，如信息系统的完整性和覆盖范围、图形用户界面设计、互操作性和标准化、安全和隐私问题，以及费用。开源软件和集成商的现成可用性使开发和实施以患者为中心的护理管理技术模式成为协调和增强对老年人的护理所必需的。必须重新配置大量的患者护理数据并将其集成到一个可互操作的系统中，

第 4 章　优化人口健康管理的策略：对多种慢性病老年护理的启示

以便有效、高效地交付集成的患者数据。

4.2.8　第八项策略：利用合作伙伴的当地社区，州和联邦资源来优化基于社区的综合交付系统

合作伙伴应在强大的科学和社区咨询委员会的指导下进行，以促进社区参与 HIT/HIE 示范的科学调查。Wan 等（2016）报道了佛罗里达州圣奥古斯丁的医学专家公司的医生设计的用于农村临床实践的以患者为中心的护理模型。该护理模型包括一个健康导航器，并由 EMR 系统支持，为具有不同种族和种族背景的临床人口提供协调的护理服务。患者流程显示了如何进行临床护理，并在集成计算系统中跟踪结果。该示范项目得到了佛罗里达州蓝基金会的部分支持，以评估糖尿病的临床结果。此外，Marathe 及其同事（2007）就技术效率及财务成败方面对 400 个社区卫生中心的绩效进行了全面的分析评估。该分析评估结果清楚地表明，需要开发执行决策支持系统以增强社区卫生中心的绩效。

4.3　以老年患者为中心的护理的评估

提供人口健康管理的以患者为中心的护理方式应首先针对老年人护理，然后再扩展到社区普通人群的初级护理。结果变量是基于证据的、有效的且可靠的指标（www.ncqa.org），可作为衡量安全性、有效性、效率、公平性、及时性和以患者为中心的变量。例如，在基层医疗机构，可以通过 HEDIS 得分（即 Hb A1c、血压和胆固醇）和急诊的就诊频率、住院率、死亡率、发病率、生活质量（QOL）、健康状况、处方错误的安全性、患者满意度调查的公平性、新/复预约等待时间的及时性、提供者办公室的等待时间、护理成本的效率、患者调查的公平性来衡量，还可以通过患者满意度调查来了解以患者为中心的护理情况。表 4-2 提供了有关结果变量的详细信息及其与质量改进领域中 3 个主要结构（即获取、质量和成本）的关系。

收集成本效率指标，用于证明与 Health-FINDER 系统相关的护理成本的降低。这些指标包括：①可预防的急诊室就诊和住院治疗，包括再次住院；②住院后减少护理成本。集成数据系统将合并各种数据源，如出院、再住院、疗养院使用、门诊服务、处方药的购买和使用，以及其他租赁或付费的耐用设备。确定了投入（按成本使用的资源/服务）和产出（功能成果和与健康有关的生活

质量指标）清单，以进行效率分析并确定效率前沿，可作为卫生服务绩效的指导。同样，为了说明目的，目标疾病 2 型糖尿病非常普遍，可以在非机构环境（如初级保健诊所）中得到有效治疗。受该病折磨的患者住院率和患多种慢性病的风险很高。通过部署建议的以患者为中心的护理模式及健康信息技术和模拟学习软件（如基于 Web 的决策支持系统设计），可以节省大量费用。

4.4 结论

综合健康信息系统的实施必须以合理的理论框架为指导。因此，适当的收集数据可以产生有用的信息和循证数据，以促进卫生服务成果和质量改善。应使用可衡量的患者护理结果及其基准来评估系统的性能。多中心评估模型应以 Donabedian（1980）提出的结构—过程—结果视角为指导。我们应该使用临床和行政数据，根据研究证据制订最佳绩效实践。应对临床和行政数据进行分析，以确定有助于改善绩效的因素。可以根据比较干预措施和对照测量性能，在改善的患者预后、患者成本、护理质量和患者安全性方面进行分析。结果可以作为绩效监控和反馈的可靠的循证处方。知识管理技术可确保正确的人在正确的时间通过正确的方法接收正确的信息，以确保制订正确的护理计划。该系统的最终目的是使用当前数据做出安全的临床决策，然后跟踪这些决策的自我报告和客观评估结果，以继续为决策提供依据。应用的技术越创新，改进以患者为中心的护理的效率和效力的选择就越多。

第4章 优化人口健康管理的策略：对多种慢性病老年护理的启示

表4-2 美国健康目标和相关的可观察变量

	性能评测	患 者	健康服务提供者	社 区
访问	及时（无论是对接受照顾的人还是给予照顾的人，减少等待和偶尔有害的延误）	1. 患者满意度调查"满意" > 80% 2. 新的预约时间到了 3. 开放访问与封闭访问 4. 患者在办公室等候时间 5. 上门时间 6. 上门时间 7. 完成推荐的时间到了 8. 示例图审计	1. 健康服务提供者满意度调查，"满意" > 80% 2. 示例图审计	1. 利益相关者满意度调查，"满意" > 80% 2. 示例图审计
	以患者为中心（提供尊重和响应患者个人偏好、需求和价值观的护理，并确保患者价值观指导所有决定）	1. 患者满意度调查"满意" > 80% 2. 示例图审计	1. 健康服务提供者满意度调查，"满意" > 80% 2. 示例图审计	1. 利益相关者满意度调查，"满意" > 80% 2. 示例图审计
质量	有效性（向所有可能受益的人提供基于科学知识的服务，避免向不可能受益的人提供服务——分别避免使用不足和过度使用）	1. HEDIS 2007 医师执业分数（NCQA） 2. 健康状况（SF12） 3. 生活质量（Duke QOL） 4. 患者满意度调查，"满意" > 80% 5. 示例图审计	1. 健康服务提供者满意度调查，"满意" > 80% 2. 示例图审计	1. HEDIS 2007 医师执业分数（NCQA） 2. 利益相关者满意度调查，"满意" > 80% 3. 示例图审计

（续表）

	性能评测	患者	健康服务提供者	社区
质量	安全性（避免在帮助患者的护理中对患者造成伤害）	1. HEDIS 2007 医师执业分数（NCQA） 2. 全国患者安全调查基础 3. 患者满意度调查，"满意" >80% 4. 示例图审计	1. 健康服务提供者满意度调查，"满意" >80% 2. 示例图审计	1. 利益相关者满意度调查，"满意" >80% 2. 示例图审计
	公平性（提供不因性别、种族、地理位置和社会经济地位等个人特征而变化的护理）	1. 患者满意度调查，"满意" >80% 2. 示例图审计	1. 健康服务提供者满意度调查，"满意" >80% 2. 示例图审计	1. 利益相关者满意度调查，"满意" >80% 2. 示例图审计

第二部分

确立人口健康管理的循证方法
Identifying Evidence-Based Approaches to PHM

第 5 章

多种慢性病流行病学：全球视角
Poly Chronic Disease Epidemiology: A Global View

> **摘　要**：通过全面了解疾病的发生方式和趋势，可以改善为多种慢性病患者提供的医疗服务和质量。流行病学研究了病原体、宿主和环境三者与健康或疾病的关系。将基本的流行病学原理应用于多种慢性病的研究，为识别需要解决的有影响的个人因素和背景因素提供机会，以改善医疗保健和多种慢性病患者的预后。一种有前景的分析策略是利用来自各种来源的大量可用数据，开发预测分析模型，并制订临床和行政决策支持系统，以改善以患者为中心的慢性病护理和自我护理管理。预防多种慢性病，是实现人口最佳健康的一个高度可行的选择。
>
> **关键词**：病原体；宿主；环境；分析预测；科学数据；预防；以患者为中心的护理；自我护理管理

5.1　描述性慢性病流行病学

通过全面了解疾病的发生方式，可以改善对患有多种慢性病患者的医疗服务和质量。对于某些慢性病，并发症的发生率较高，而有一些慢性病则较低。特定类型的慢性病共存的这种差异增加了为这些患者提供有效和高效的治疗和协调护理计划的复杂性（CMS，2012）。对初级保健中多重发病率、决定因素和模式的系统评价表明，观察性研究中报告的最常见的疾病模式包括骨关节炎和心脏代谢疾病群（如高血压、糖尿病、肥胖和缺血性心脏病）（Violan et al，2014）。

患有 3 种以上慢性病的医疗保险参保人员中，5 种最常见的疾病三联症为：①高血脂、高血压和缺血性心脏病；②高血脂、高血压和糖尿病；③高血脂、高血压和关节炎；④高血脂、糖尿病和缺血性心脏病；⑤高血脂、缺血性心脏病和关节炎。

5 种最昂贵的三联症被确定为：①卒中、慢性肾病和哮喘；②卒中、慢性肾病和慢性阻塞性肺疾病；③卒中、慢性肾病和抑郁症；④卒中、慢性肾病和心力衰竭；⑤卒中、心力衰竭和哮喘。表 5-1 摘自美国医疗保险和医疗补助服务中心制定的 2012 年慢性病患者医疗保险受益人图表，该表列出了每个最普遍和最昂贵的三联症疾病患者的患病率和人均费用。

广义上，描述性流行病学的目标已被确定为：①评估疾病和健康趋势；②为卫生服务计划、条款和评估提供依据；③通过分析方法明确问题及需要研究的领域。描述性流行病学领域的重点是根据时间、个人和地方的特征描述疾病的发生方式（Friis et al, 2014）。这些时间、个人和地点的数据可用于研究健康问题，以明确高风险人口、亚组和地区，确定问题的优先级、评估趋势，并评估实现健康相关目标的计划和政策效力（Oleske, 2009）。在描述性慢性病流行病学中，可以研究时间、个人和地方的这些基本要素，以更好地了解人群中慢性病发展的决定因素，并为制订基于个人因素和背景因素的预防策略提供信息。

表 5-1 最昂贵的三联症疾病及其相关的发病率和人均费用（Cheng et al, 2015）

5 种三联症疾病	发病率（%）	人均费用（美元）
最普遍见的三联症疾病	发病率（%）	人均费用（美元）
高血脂、高血压和缺血性心脏病	33.7	19 836
高血脂、高血压和糖尿病	29.9	17 451
高血脂、高血压和关节炎	25.7	18 238
高血脂、糖尿病和缺血性心脏病	21.5	25 014
高血脂、缺血性心脏病和关节炎	19.3	24 539
最昂贵的三联症疾病	发病率（%）	人均费用（美元）
卒中、慢性肾病和哮喘	0.2	69 980
卒中、慢性肾病和慢性阻塞性肺疾病	0.8	68 956
卒中、慢性肾病和抑郁症	0.8	65 143
卒中、慢性肾病和心力衰竭	1.5	63 242
卒中、心力衰竭和哮喘	0.3	62 819

5.1.1 时间

时间是影响疾病发生率的一个因素，可以将其描述为发病率（即一段时间内诊断出的新疾病病例数）或患病率（即给定时刻诊断出疾病的病例数）（Krickeberg et al，2012）。通过监测多种慢性病的患病率可以更好地了解随着时间的推移不同疾病对生活质量及医疗保健费用的影响（Gerteis et al，2014）。了解个体疾病进展的时间（某些慢性病通常发生数年甚至数十年），以及人群中疾病的发生率，可以帮助确定影响因素和干预机会。在对多种慢性病的流行病学研究中，Barnett等（2012）发现人群之间的多种慢性病发病率有10～15年的差异，与经济较富裕的地区相比，社会经济贫困的地区发病率更高。因此，时间是慢性病流行病学的关键要素。

5.1.2 个人

许多个人或病原体因素，如年龄、性别、种族和个人行为等因素可能会影响慢性病的流行病学。改变某些行为和危险因素的暴露，如饮食习惯、运动、压力管理、吸烟和饮酒，可以防止某些慢性病的发展或减缓其恶化，因此个人行为尤为重要（Timmreck，1998）。例如，与药物治疗相比，研究人员发现生活方式干预可以更有效地降低代谢综合征患者的糖尿病前期发病风险，以及糖尿病前期患者发展为2型糖尿病的风险（Mayans，2015）。

尽管可以通过改变生活方式来改变个人行为，但对于大多数人而言并非如此。种族/民族和年龄等因素是研究慢性病发展时要考虑的重要个人特征。例如，与欧洲人相比，亚洲人已显示出肥胖水平低得多的2型糖尿病风险（Kaur，2014）。此外，已经发现非洲裔美国人肥胖、胰岛素抵抗和高血压的发生率较高，而肥胖是与糖尿病和心血管疾病等慢性病相关的危险因素（Ryan et al，2010）。

高龄常与多种慢性病有关。据报道，2010年，美国人口中近1/3（31.5%）患有1种以上的慢性病。65岁及以上的成年人中，有80%患有多种慢性病（Gerteis et al，2014）。一项对参加医疗保险患者的检查确定，2011年，这些患者中有67.3%患有2种或2种以上慢性病，而14%的患者患有6种或6种以上慢性病（Lochner et al，2013）。因此，随着人口老龄化的增加，迫切需要对多种慢性病患者进行有效的干预。

5.1.3 地方

了解慢性病的决定因素可以通过疾病发生在不同的地方的方式来了解。社区、县、州、国家或其他特定地区之间发病率的差异有助于进一步论证慢性病的发病率是基于地区的特征。在美国,传统的医疗保健方法一直专注于个别疾病,因此需要疾病专家作为医疗保健提供者。社会贫困人群可能无法获得所需的专业服务。鉴于这些人也可能患有多种疾病,这需要更多类型的专家,这些人群可能更容易出现不良反应,以及受到昂贵、不公的医疗服务(Starfield,2011)。在照顾多种慢性病患者时,以患者为中心的方法为解决与地区相关因素的多方面需求和挑战提供了机会。

5.2 流行病学三因素或病因学

流行病学三因素包括病原体、宿主和环境。它是一个三角形模型,可以概念化地认为,造成健康问题的原因可能是因素的相互作用而不仅仅是单个因素,并且可以通过修改或切断三角形的任意一边来减少或预防健康问题(Oleske,2009)。因此,对于慢性病流行病学研究而言,重要的是不仅要研究 3 个单独模型中各部分的因素,还要探索因素的相互关联或相互作用,以便更好地了解多种慢性病的潜在原因,疾病的发展和发生,以及预防方法。

5.2.1 致病因素

致病因素是指能使疾病发生必须存在的因素。在某些情况下,该事件可能是由多种原因引起的,因此导致该疾病的病因不止一种(Timmreck,1998)。某些疾病会诱发其他疾病或状况,患有慢性病的人也因此易患多种疾病(Starfield,2011)。因此,在多种慢性病患者中考虑一种或多种致病因素可能是与此类疾病相关的其他疾病或并发症。

5.2.2 宿主

携带该疾病的人称为宿主。疾病对个体的影响可以通过宿主内的许多因素来确定,如健康状况、身体适应水平、遗传构成、免疫水平和暴露水平(Timmreck,1998)。如前所述,一种慢性病可能是其他疾病的诱因。患有多种慢性病的个体除了具有可能与疾病初始发作有关的各种遗传或行为特征外,还可能在总体上降低健康水平。对英国收集的国家调查数据的分析表明，与健康有关的生活质量下降与慢性病数量之间存在关联。在糖尿病患者中，与其他长期疾病相比，多种慢性病的存在和与健康相关的生活质量明显降低有关（Mujica-Mota et al, 2015）。

5.2.3 环境

环境是指群落中宿主内部或外部的条件或环境。环境因素包括生物、社会、文化和其他外部物理因素（Timmreck, 1998）。已经证明社会经济因素会影响疾病的发生和加重的程度。在多种慢性病患者中，这种相关性在不同人口中有所不同。在苏格兰，生活在社会经济贫困地区的人们被发现有更高的多种慢性病发病率，并且更有可能同时患有身体和精神疾病（Barnett et al, 2012）。在中国的一项多种慢性病研究中，家庭收入增加与自我报告的多种慢性病发病率增加之间存在关联。尽管需要进行更多的研究来阐明这一点，但这一点有可能反映出一些较富裕的人口的生活方式发生了不健康的改变，或由于医疗保健的负担能力和充足性，低收入人口的确诊率较低（Wang et al, 2014）。

5.2.4 致病因素、宿主和环境的相互作用

要更好地了解导致多种慢性病发生和发展的因素，需要评估和分析以下因素：①病原体与宿主；②宿主与环境；③致病因素和环境；④致病因素、宿主和环境。然而，鉴于与多种慢性病相关的多方面个人因素和环境因素，揭示这种相互作用的影响可能会非常复杂。以心血管疾病为例，心血管疾病通常会继发于肥胖、高血压和 2 型糖尿病等疾病。心血管疾病传播途径的主要风险因素包括年龄、性别、种族、吸烟、饮食习惯、缺乏运动，以及社会心理和社会经济因素（Krickeberg et al, 2012）。但是，这些风险因素的相互作用因人而异，因此强调对基于证据的预测工具的需求，以便更好地确定各种因素对多种慢性病存在的相互关系和协同影响。

5.3　与代谢综合征相关的多种慢性病的流行病学

代谢综合征通常被定义为"同时发生的一系列疾病，如血压升高、血糖高、腰部多余脂肪，以及胆固醇或三酰甘油含量异常"，这增加了包括心脏病、卒中

和糖尿病在内的严重疾病的风险（Mayo，2017）。在被诊断患有代谢综合征的个体中，糖尿病的发病率增加了约5倍，患心血管疾病的风险增加了2倍。然而，糖尿病已经是心血管疾病的危险因素（Mayans，2015；Samson et al，2014）。个体的遗传因素，健康和生活方式，环境和社会经济状况有关的因素可能会影响代谢综合征。已发现代谢综合征的患病率取决于所用的定义，以及年龄、性别、种族、民族、体重、体育锻炼、吸烟、受教育程度、家庭史和地理区域等人口特征（Rao et al，2014；Kaur，2014）。这些因素之间的相互作用（可以归类为病原体、宿主或环境的组成部分）为引起慢性病表现所需的因素提供了更好的见解。鉴于目前对代谢综合征相关风险的了解，特别是与糖尿病的相关性，对于与代谢综合征相关的多种慢性病的流行病学，需要进行更多的研究以解决围绕该问题的问题。

降低2型糖尿病的风险是控制代谢综合征的主要目标之一。代谢综合征常与糖尿病前期并存，其中约50%糖尿病前期患者符合代谢综合征的诊断标准。虽然用于诊断两种疾病的标准不同，但它们具有许多相同的并发症，并且这两种疾病共存使患心血管疾病的风险高于糖尿病前期的风险（Hood et al，2017；Mayans，2015）。

美国疾病控制与预防中心（the Centers for Disease Control and Prevention，CDC）估计，美国有29.1万人患有糖尿病。在这些人群中，有21万人被确诊糖尿病，主要是2型糖尿病，而另外8.1万人符合临床标准，但仍未被确诊（CDC，2014）。2型糖尿病的患病率随年龄、种族和地理区域而异。新的2型糖尿病病例最常发生在45～64岁的成年人，并且随着个体年龄的增长对健康会产生重大影响。2型糖尿病更常见于非西班牙裔黑种人、西班牙裔、亚裔/太平洋岛民及美洲印第安人/阿拉斯加原住民。在美国，糖尿病的患病率为9.0%。南部各州糖尿病的患病率最高。该地区各州的特定患病率如表5-2。

糖尿病前期是发展成2型糖尿病的主要危险因素。约70%的糖尿病前期患者会发展为2型糖尿病（Hood et al，2017；Nathan et al，2007）。据估计，有8600万美国人受到糖尿病前期的影响。肥胖是造成这种情况的最大危险因素之一。据估计，只有11%符合糖尿病诊断标准的人知道这一点，从而采取行动改变生活方式，进而降低患糖尿病的风险。行为风险因素监测系统利用自我报告数据来估计全国和各州糖尿病前期患病率。如表5-3所示，大多数位于美国南部的州的糖尿病前期患病率高于美国平均水平。

表 5-2　美国各州糖尿病发病率

名　称	糖尿病发病率（%）
全美	9.0
佛罗里达州	9.4
佐治亚州	10.4
南卡罗来纳州	11.3
北卡罗来纳州	10.5
田纳西州	11.1
阿肯色州	10.5
肯塔基州	10.1
路易斯安那州	10.8
密西西比州	12.0
亚拉巴马州	12.7

资料来源：美国 CDC 国家糖尿病监测系统（http://gis.cdc.gov/grasp/diabetes/Diabetes.html）

表 5-3　美国各州糖尿病前期发病率

名　称	糖尿病前期发病率（%）
全美	6.5
佛罗里达州	6.6
佐治亚州	6.7
南卡罗来纳州	6.5
北卡罗来纳州	6.7
田纳西州	14.1
阿肯色州	5.4
肯塔基州	8.2
路易斯安那州	8.0
密西西比州	6.2
亚拉巴马州	6.8

资料来源：美国 CDC 国家糖尿病监测系统（http://gis.cdc.gov/grasp/diabetes/Diabetes.html）

由于这些数据是基于糖尿病前期的自我报告和诊断，因此可以认为糖尿病前期的实际发病率要高得多。据估计，糖尿病前期支出 440 亿美元的国家保健费用，这与心血管疾病、高血压、视网膜疾病等有关。肥胖是糖尿病前期及其进展至 2 型糖尿病的主要危险因素。在美国所有州，肥胖影响超过 26% 的成年人，而糖尿病影响每个州超过 9% 的人口（CDC，2015）（注意：有一些县级统计数据可以继续向下钻研。佛罗里达州西部 / 中部和塔拉哈西郊区的一些农村县的糖尿病患病率接近或超过 15%）。

糖尿病所造成的令人震惊的公共卫生负担强调了更好地了解代谢综合征的重要性，因为众所周知，当某些条件并存时，疾病发展的风险增加。一些著名的组织机构已经对代谢综合征的临床诊断标准进行了定义。Kaur（2014）的一项综合性研究指出，最常用的临床标准来自世界卫生组织（WHO）、胰岛素抵抗研究欧洲小组（the European Group for the study of Insulin Resistance，EGIR）、国家胆固醇教育计划成人治疗小组Ⅲ（the National Cholesterol Education Program Adult Treatment Panel Ⅲ，NCEP ATP Ⅲ）、美国临床内分泌学家协会（the American Association of Clinical Endocrinologists，AACE）和国际糖尿病协会（the International Diabetes Federation，IDF）。这些定义具有共同的特征，如对胰岛素抵抗、体重、脂质水平、血压和葡萄糖的临床测量。但是，这些人体测量和实验室测试的参数存在一些差异（Kaur，2014）。

由于多种原因，代谢综合征临床测量参数的可变性被认为是潜在的问题，并涉及种族群体的适用性。在这方面，NCEP 和 WHO 的定义被认为可能存在问题，特别是在尝试确定肥胖临界值时。体重与腰围指标之间的关系，以及所有人口的心血管疾病和 2 型糖尿病风险均不相同。因此，以色列国防军提出了具有特定种族 / 种族界限值的标准，可用于不同人口和不同民族。另外，由于所使用的测量方法和实验室指标易于医生使用，因此在 NCEP 制定后，其中被 IDF 采纳的诊断标准被认为具有更大的临床和流行病学适用性。在其他 3 个定义中，胰岛素抵抗是主要关注点，这是通过主要用于研究环境的劳动密集型方法确定的（Kaur，2014）。鉴于诊断代谢综合征的临床测量的差异性可能会导致此类定义在所提供的环境和种族群体之间的适用性存在问题，对于公共卫生事业界来说，继续沟通与合作可避免慢性病的风险。

虽然在定义代谢综合征方面缺乏标准化，可能会带来挑战，但代谢综合征与严重慢性疾病风险之间的关联已被证明存在，因此无论如何定义，均贯穿整个文献。在一项对未患有糖尿病或有心血管疾病史的荷兰男性和女性患者代谢综合征和心血管疾病风险的研究中，对其中的 4 个定义进行了比较。结果显示，代谢综合征的患病率根据所使用的定义的不同而有所不同。使用 NCEP、WHO、EGIR 和 ACE 的定义，男性患病率分别为 19％、32％、19％和 41％，女性患病率分别为 26％、26％、17％和 35％。然而，结果表明，无论使用何种定义，也无论是男性还是女性，代谢综合征都与心血管疾病发病率和死亡率的增加有关（Dekker et al，2005）。

在心血管疾病的流行病学中，代谢综合征可以看作是途径的中间步骤。对于代谢综合征，2 型糖尿病和心血管疾病许多危险因素是相同的。但是，这些因素通常是依次发生的。Krickeberg 等（2012）报道说，超过 70％的 2 型糖尿病患者死于心血管疾病。因此，采取干预措施阻止一种疾病向另一种疾病发展或进展，可以减少多种慢性病的发生。为了设计适当的干预策略，迫切需要与这些疾病的时间和临床表现相关的经验证据。

患有代谢综合征等疾病的患者可以通过"极端的生活方式改变"来延迟或预防严重的健康问题的发展（Mayo，2017）。对于某些患者，仅在生活方式改变不充分时，可以将药物治疗纳入代谢综合征的治疗，以减少某些危险因素。考虑到减少短期风险和终身风险应成为治疗的目标，风险评估非常重要（Kaur，2014）。在慢性病发展之前进行干预并预防随后出现的并发症，需要采取多级预防措施。

5.4 多种慢性病的预防策略

保健服务通常具有 3 个不同级别。一级护理，即初级保健，描述了患者通过拜访医疗保健提供者进入医疗保健系统的过程。二级护理通常涉及较少的流程或常规护理，由医院、疗养院或家庭保健机构提供。三级护理是最高级别的护理，可能包括高级外科手术过程和专家护理。同样，根据该临床模型，也出现了 3 个预防级别：一级预防、二级预防和三级预防（Timmreck，1998）。鉴于多种慢性病患者复杂而独特的需求，可以采用多层次的预防策略来预防糖尿病的发展或进展。

5.4.1 初级预防

初级预防涉及公众教育，以提高患者对慢性病的认识，并鼓励其在疾病发作之前改变生活方式。针对人口健康干预策略,结合人口知识(K)、动机(M)、态度(A)和实践(P)的变化,提出了一种改善结果(O)或健康生活质量的预防模型,以预防多种慢性病(Wan et al,2017)(图5-1)。

KMAP-O模型的动机组成部分是基于自决理论(self-determination theory,SDT)(Deci et al,1985,2002),该理论在理解动机和促进健康预防方面,特别是在体育锻炼领域,已变得非常流行(Frederick-Recascino,2004;Wilson et al,2006)。根据Deci和Ryan(2004)的研究,人类的动机在一个正常的连续体上有所不同,从完全约束到完全自决,自决动机会产生积极的结果,包括行为持久性,以及心理和身体健康。自决理论的基础是心理需求的核心组成部分。自决理论与传统的需求理论的区别在于:传统的需求理论将心理需求视为动力,如个人的欲望和目标,Deci和Ryan(2002)认为,心理需求代表了滋养成长、幸福和健康的基本条件,因此为促进健康行为干预并促进福祉提供了一条重要的途径。自决理论强调的心理需求是对能力、自主权和相关性的需求(Deci et al,1985,2002),这是成功进行干预和坚持的关键动力。

能力是指掌握挑战性技能,并有效地与环境互动并执行任务的能力(White,1959)。具体而言,对于健康干预,它是指对自己进行干预的能力的信任。提高患者能力的一种策略是开发干预措施中的教育内容,并教给患者成功干预所需的行为及目标设定的基本原理。设定目标是一项有效的策略,也是任何健康干预措施的重要方面(Conn et al,2011)。例如,与设定结果目标(如在8周内减掉10磅)或无目标控制相比,设定过程目标(如在30分钟内将心率维持在140

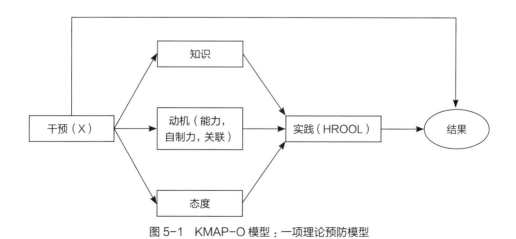

图5-1 KMAP-O模型:一项理论预防模型

次/分以上)可能会产生更高的兴趣和享受,甚至是锻炼的坚持性(Wilson et al,2009)。

自治指的是个体能动性和内部控制的感觉(de Charms,1981)。为了将这一原理应用于健康干预领域,研究人员会让患者选择最适合其个性化需求的健康目标。此外,研究人员还会制订灵活的时间表,并根据每位患者的能力水平、偏好和生活方式来制订干预活动。

最后,关联性是指在一个人的社交环境中与他人有意义的联系感(Baumeister et al,1995)。在一项研究中,为患者提供社会支持的团体网络有望激发患者干预的依从性并增强健康行为(Williams et al,2002)。先前的研究表明,与面临类似挑战和健康问题的个人组成社会支持小组,可以帮助团体解决问题,并促进社会的强化和鼓励。实际上,这种形成群体的社会支持策略已成功地用于许多健康促进和干预措施,如妊娠和HIV(Westdahl et al,2007;Rich et al,2012)。在慢性病预防中,我们可以采用社交网络技术来了解相关性和社会支持对干预实践依从性和结果的影响。

与KMAP-O模型相关的几种测量工具建议如下。

(1)知识量表:当前有许多针对疾病的仪器。有用的信息可以在healthytutor.com网站上查看。例如,有关高血压及其预防的知识,对于一个项目的每个问题,正确答案的得分为1,错误答案的得分为0。可以通过对总正确分数进行平均来构建汇总量表。

(2)自决动机量表:自决动机量表可以根据Wilson等(2006)最初开发的运动中的心理需求满意度量表进行调整。该量表具有3个子量表,分别代表感知能力、感知自主性和感知相关性。胜任力分量表的一些样本项目包括"我认为我能够完成个人挑战性的练习"和"我对自己进行自我挑战的能力感到满意"。自治分量表的一些示例项目包括"我可以以自己的方式自由锻炼"和"我可以自由地制订自己的锻炼计划"。相关性分量表的一些样本项目包括"我觉得我的运动同伴很执着,因为他们接受我是我的真实身份"和"我觉得我与我们在一起运动时对我很重要的人有着共同的纽带"。

(3)态度量表:通常,态度可以根据认知(意识到或不知道)、影响(喜欢或不喜欢)和行为倾向(可能采取行动或不采取行动)进行评估。通过多个相关问题来衡量对给定预防措施的态度,使用利克特量表将总项目得分相加。

(4)预防措施:在特定的时间范围内(如每周、每月、每季度或每年)的实际行为或行动可以被观察到,或从个人日记或一系列有关预防措施或行为的自我报告中收集到。

(5)结果评估。收集一系列与健康相关的结果指标,如欧洲生活质量量表、CES 抑郁症 10 项量表、身体疲劳、自我感知的健康和体重、依从性措施、体重和身高、身体成分的代谢和非侵入性测量、身体健康及临床实验室测试,如代谢综合征或 HbAlc 水平。

应使用主成分因子分析和确认因子分析对每种评估工具的心理计量学特性进行记录,并通过数据进行经验验证。在研究期内,每个种族都要对每个参与者进行多次评估;规模或测量值随时间的稳定性可以通过在生长曲线建模中使用相关数据来检验(Wan,2002)。

5.4.2 二级预防

二级预防包括早期诊断、症状处理和对病情发展为慢性病的治疗。为了预防多种慢性病的发展,必须调查并了解疾病的进展及其轨迹。应从大规模流行病学研究中更好地探索疾病的分期或从一种慢性病过渡到另一种慢性病的时间。例如,如果我们知道肥胖或高血压可能导致其他代谢综合征出现的时间线,则可以更好地确定何时采取进一步的预防措施以实现二级预防目标的紧迫性。此外,中国台湾地区健康保险行业实施了一项激励计划(即绩效工资),以加强对糖尿病的病例管理,并达到最佳的血糖控制水平。这一计划减少了患者住院和再住院的费用。

5.4.3 三级预防

一旦发生慢性疾病,三级预防涉及的策略是阻止疾病进展。在患有多种慢性病的患者中,预防住院对提高医疗成本和结果至关重要。对因潜在可预防的急性和慢性病住院患者的分析表明,住院治疗敏感的慢性病的住院患者中有 90% 以上存在多种慢性病,而对于潜在可预防的急性病住院患者约 80% 存在多种慢性病(Skinner et al, 2016)。一些慢性病,如心力衰竭、高血压、慢性阻塞性肺疾病、哮喘、糖尿病等,通常被认为是无须卧床的。

最近出版的《国际综合护理杂志》*International Journal of Integrated Care* 充分记录了慢性病护理的循证实践,特别是在许多欧洲国家,提倡在需要长期护理的患者的非医疗模式中,将正式护理与非正式护理相结合,如荷兰的"疗养中心"、瑞士的"家庭疗养"、挪威的"个性化疗养"、芬兰的"慢性疗养"。采用心力衰竭辅助技术和健康信息技术的创新慢性病护理模式开始出现，以鼓励患者和社区参与解决慢性病护理问题（Williams et al，2016）。与此同时，医务人员也扩大了医学视角，如临床病例管理或疾病管理策略，以及移动医疗技术，旨在推迟糖尿病目标群体的合并症或多种慢性病出现的时间。在中国台湾地区，Hsu 等针对一组体重指数大于 $35kg/m^2$ 的肥胖伴糖尿病患者进行减重手术，他们在一项为期 5 年的结果研究中证明该手术的实质性有益效果（2015）。同样，针对高血压、血脂异常等高危因素的预防策略也可以预防心脏病患者过早猝死。

5.4.4 多层次策略

对于患有慢性病的患者，可以采用包含多个级别的预防策略，以预防其他合并症。鉴于慢性病患者的健康状况和医疗保健需求非常复杂，他们可能需要采取多级预防策略。例如，可以将接受特定筛查测试并被鉴定为患有代谢综合征的个体引入饮食、运动、体重管理和戒烟等行为干预措施，从而减少多种慢性病的潜在危险因素（Ryan et al，2010）。此外，可以通过针对行为改变的干预措施，以及促进筛查和症状管理的干预措施，降低多种慢性病患者住院或高利用卫生服务的可能性。

5.5 结论

虽然多种慢性病的发病率通常可以归因于衰老过程和生活方式，但慢性病的因果或风险因素却受行为、环境、生物学/遗传和社会多方面的影响（Timmreck，1998）。将基本的流行病学原理应用到多种慢性病的研究中，为确定需要解决的有影响力的个体和背景因素提供了机会，以改善患有多种慢性病的患者的医疗护理和结局。一种有前途的分析策略是利用各种来源的海量的可用数据，开发预测性分析模型，并制订临床和行政决策支持系统，以改善以患者为中心的慢性病护理和自我护理。

纳入适当预防措施的干预策略至关重要。可以制订和实施基于现有经验证据和患者独特需求的预防措施，以减缓慢性病的发展。但是，需要更多大型纵向数据和跨学科合作的研究，以便更好地了解疾病的发展轨迹，其程度和影响，以及医疗体系,可以为多种慢性病患者提供最佳的服务方式。通过调查健康的社会和个人决定因素,以及让社区参与预防多种慢性病等多方的共同努力,将人口保健方案与护理管理技术结合起来。

第 6 章

减少心力衰竭患者再住院风险的策略：系统回顾和 Meta 分析

Strategies to Modify the Risk for Heart Failure Readmission: A Systematic Review and Meta-analysis

> **摘　要**：人为因素对心力衰竭患者的健康状况有着重要影响。对心力衰竭患者住院治疗的临床试验研究进行系统回顾和 Meta 分析，可以为特定护理管理策略的疗效提供积极的证据。
>
> 　　我们调查了 8 个指导原则，即选择、休息、环境、活动、信任、人际关系、人生观和营养可能减少心力衰竭（heart failure，HF）患者再住院率。
>
> 　　在 9 个关于临床试验研究的数据库中寻找合适的关键词：①住院和治疗的自变量；②护理管理原则的调节变量；③再住院的因变量；④心力衰竭疾病。在 Meta 分析中，数据来自测量心力衰竭患者再住院的研究。结果表明，涉及任何人为因素原则的干预可能使个人避免再次入院的可能性几乎翻倍。采用人为因素原则的干预措施可以减少心力衰竭患者的再住院次数。总之，本章的阐述可能有助于重新配置临床实践的设计、实施和评估，以减少未来心力衰竭再住院率。
>
> **关键词**：心力衰竭再住院；护理管理策略；调节作用；心脏保健中的人为因素；风险降低方法；Meta 分析

6.1　引言

心力衰竭（heart failure，HF）是一种慢性进行性疾病，是指心肌不能泵出足够的血液来满足身体对血液和氧气的需求（American Heart Association，2015）。纽约心脏协会（the New York Heart Association，NYHA）功能分类的Ⅰ、Ⅱ、Ⅲ或Ⅳ类取决于患者症状的严重程度和身体活动受限程度（American Heart Association，2015）。心力衰竭是美国产生住院和医疗保健费用的主要原因。近 510 万美国人被诊断患有心力衰竭，约 50% 的患者在确诊后 5 年内死亡

（Centers for Disease Control and Prevention website，2016；Go et al，2013）。按直接医疗费用和生产力损失计算，美国每年的心力衰竭总费用估计为320亿美元。充血性心力衰竭是医疗保险患者再住院最常见的原因（Jencks et al，2009），并且有高达25%的心力衰竭患者在30天内再次住院（Dharmarajan et al，2013）。一项对2007～2009年医疗保险索赔数据的分析显示，30天内再次住院的患者有35%是心力衰竭患者（Dharmarajan et al，2013）。美国《平价医疗法案》第3025条修订了《社会保障法》，提出了医院再住院减少计划（the Hospital Readmissions Reduction Program，HRRP），该计划要求医疗保险和医疗补助服务中心减少对风险过高的医院的补偿（Centers for Medicare and Medicaid Services website，2016）。该项目鼓励医院采取干预措施来降低心力衰竭患者的再住院率。护理管理实践越来越多地纳入能影响治疗结局的人为因素。

为了寻找提高患者护理结果的因果机制，本研究探讨了科学文献如何记录涉及人为因素的不同护理管理原则对心力衰竭患者住院预后的调节影响。对干预策略进行了系统的回顾，包括了一系列旨在减少心力衰竭患者再住院的干预类型。所选的干预成分包括教育和评估、休息和放松、锻炼、人际关系、人生观和饮食建议。系统回顾和Meta分析旨在回答以下研究问题。

（1）是否有证据表明特定的干预成分可以改变心力衰竭患者再住院的护理管理效果？

（2）在心力衰竭患者的护理管理中，单一干预成分是否比联合干预成分更有效？

（3）如何将从系统回顾和Meta分析中获得的证据应用于心力衰竭的人口健康管理？

6.2 材料与方法

6.2.1 数据来源和搜索

确定合适的关键字与住院和治疗的自变量、干预成分的调节变量、再住院的因变量及心力衰竭相关。使用4个类别中每一个关键词的组合（表6-1）在CINAHL、Cochrane中央对照试验登记册、Cochrane系统评论数据库、ERIC、MEDLINE、PubMed、PsycINFO、ScienceDirect和Web of Science 9个数据库中进行搜索。

表 6-1 数据库搜索关键字列表

变量	关键词
心力衰竭	心力衰竭
干预	医学、药物治疗、医院、住院患者、门诊患者、健康教育、行为矫正、动机性访谈
结果	再住院、健康相关的生活质量
教育/评估	内外部控制、选择行为、责任、目标设定
休息/放松	放松、休息、睡眠
环境	建筑环境、污染
锻炼	休闲活动、锻炼、娱乐、运动
宗教信仰/精神	信任、信仰、更高的力量、宗教、精神
人际关系	家庭关系、人际关系、兄弟姐妹关系、职业-家庭关系、职业-患者关系、社会参与、社会资本
人生观	警觉、控制、自我效能、情绪*、乐观、压力*
食谱	饮食习惯、膳食、食物偏好、食物安全

* $P \leqslant 0.05$，差异有统计学意义

虽然 Meta 分析没有纳入系统评价，但检索还是对 Cochrane 系统评价数据库进行了搜索，以防存在任何类似的研究。

6.2.2 研究的选择、数据提取和质量评估

表 6-2 列出了人口、干预措施、结果、时间段、设置、出版语言、设计和出版形式等方面的纳入和排除标准。只有在 1990 年 1 月 1 日至 2015 年 8 月 31 日，以英语、汉语、法语、德语、意大利语、葡萄牙语或西班牙语发表的与心力衰竭患者住院和再住院有关的研究被汇编。

排除回顾性研究。那些只关注药物、外科手术、技术或其他治疗策略而不考虑任何人为因素的干预评估研究被排除在外。每一项被选中的研究都由 5 名接受过质量评分训练的研究生组成的小组进行评估。附录 1 列出了所引入研究的具体特点。

第6章 减少心力衰竭患者再住院风险的策略：系统回顾和Meta分析

表6-2 心力衰竭住院患者干预研究的纳入和排除标准

类 别	入选标准	排除标准
人口	成年人心力衰竭	儿童和青少年
干预	措施干预包括列出的一个或多个组件	措施干预不包括列出的一个或多个组件
结果	再次住院	只有生活质量或功能状态结果，没有提到再次住院
时间段	在住院24个月内发生的结果	结果发生在住院后24个月以上
时间周期	1990年1月1日至2015年8月31日发表的研究	1990年1月1日之前或2015年8月31日之后发表的研究
设置	出院前住院期间的干预措施；出院后在门诊进行的干预措施；从住院患者到门诊患者过渡的干预措施	所有其他设置，如从医院出院到熟练的护理设施或康复中心
出版语言	英语、汉语、法语、德语、意大利语、葡萄牙语、西班牙语	任何其他语种
设计	原始研究；随机对照试验（RCT）；非随机对照试验；与对照组的前瞻性队列研究	病例报告；病例对照研究；回顾性队列研究
出版形式	同行评议的学术期刊	书籍；书评；持续教育组；会议摘要；学位论文；非系统评价；系统评价；社论；给编辑的信

6.2.3 数据综合分析

研究主要针对心力衰竭等慢性疾病，只有符合纳入标准的心力衰竭患者的再住院才会被报道。所有报道每组再住院人数的研究都会被纳入Meta分析。此外，如果系统综述中的研究评估了多个干预组和一个对照组，而不是一个干预组和一个对照组，或者该研究仅报告了复合结果的数字，如再住院和死亡则不能纳入Meta分析。

在综合Meta分析软件中（Comprehensive meta-analysis website，2015），采用混合效应模型综合独立研究的效应量，并根据干预成分的调节变量将其划分为子组。使用随机效应模型来组合每个子组内的研究，使用固定效应模型来组合子组并产生整体效应，对研究的方差并不是假设所有子组是相同的。这是 Review Manager（RevMan）（Comprehensive meta-analysis website，2015）采用的方法。优势比（OR）是指在接受一种或多种干预措施的情况下，降低心力衰竭患者再住院率。用对数比值比的漏斗图来检验发表偏倚。

6.3 系统评审结果

系统回顾文献的流程图如图 6-1 所示。113 项纳入研究的特点见附录 1。干

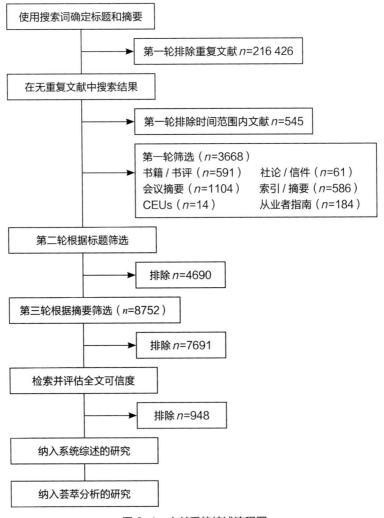

图 6-1　文献系统综述流程图

预措施按组成部分进行分组。由于只包括质量可靠的研究，所以引入了有限的偏差。本部分总结了系统回顾所提供的经验证据。

6.3.1 教育和评估

有 11 项研究结合了教育和评估（Bailón et al，2007；Brotons et al，2009；Cordisco et al，1999；Domingues et al，2011；Gambetta et al，2007；Grundtvig et al，2011；Hägglund et al，2015；Hudson et al，2005；Linden et al，2014；Miller et al，2005；Stewart et al，1998），其中 8 项研究再住院率明显降低。这些干预措施包括以下几项。

（1）住院期间的患者教育和出院后的远程监测，以加强对患者的教育和评估（Hägglund et al，2015），或出院后进行家访和每月进行电话沟通，以加强教育、评估症状和药物依从性（Brotons et al，2009）。

（2）出院后通过电话对患者进行教育，评估症状和依从性，并审查药物依从性。

（3）出院后，在门诊诊所对患者进行教育，评估症状和门诊就诊期间的依从性（Grundtvig et al，2011）或每 2～4 周的随访电话。

（4）通过出院后 1 周的家访（Stewart et al，1998），每天远程监测和每 1～2 周的门诊访问（Gambetta et al，2007），以及通过每天远程控制系统（Cordisco et al，1999），出院后对药物依从性、症状/健康和依从性进行评估。

6.3.2 运动

有 4 项研究结合了运动（Belardinelli et al，1999；Dracup et al，2007；Evangelista et al，2006；Zeitler et al，2015），在这 4 项研究中，再住院率都明显降低。这些干预措施包括以下几项。

（1）以家庭为基础的轻度有氧运动和阻力训练项目，由护士进行家访，评估患者 12 个月的坚持情况（Dracup et al，2007；Evangelista et al，2006，1999）。

（2）36 次有监督的有氧运动训练，然后是家庭训练（Zeitler et al，2015）。

（3）每周使用自行车测力计进行 2～3 次运动，坚持 1 年（Belardinelli et al，1999）。

6.3.3 人际关系

有 2 项研究纳入了人际关系（Heisler et al，2013；Li et al，2012），在这些研究中，

再住院率并没有明显降低。

6.3.4 展望

有 2 项研究纳入了展望（Dekker et al，2012；Jayadevappa et al，2007），在这些研究中，再住院率并没有明显降低。

6.3.5 饮食建议

有 3 项研究纳入了膳食建议（Albert et al，2013；Parrinello et al，2009；Paterna et al，2009），在其中 2 项研究中，再住院率明显降低。这些干预措施包括以下几项。

（1）一组是低钠饮食组，另一组是中钠饮食组。两组均有 1000ml/d 的限液和高利尿剂剂量。中钠饮食组的再住院人数明显减少（Parrinello et al，2009）。

（2）8 种不同水平的限制液体摄入、钠摄入量和利尿剂剂量的组合。高利尿剂剂量的正常钠饮食和限制液体摄入对减少再住院人数最有效（Paterna et al，2009）。

6.3.6 教育考核与锻炼相结合

有 2 项研究合并了这两部分（Kashem et al，2008；Witham et al，2005）。在其中 1 项研究中，再住院率明显降低。这种干预措施为患者住院期间的教育和出院后的症状评估和依从性评估，通过每周 3 次基于互联网的监测强调活动和治疗（Kashem et al，2008）。

6.3.7 教育和评估与人际关系相结合

有 4 项研究结合了这两部分（Bull et al，2000；Cline et al，1998；Saleh et al，2012；Wu et al，2012）。在其中 2 项研究中，再住院率明显降低。这种干预措施为出院后对患者及其家属进行教育和咨询，通过门诊和电话随访来影响药物依从性，重点是与其他人交流和建立积极的服药行为（Wu et al，2012）。

6.3.8 教育和评估与展望结合

有 1 项研究纳入了这两部分（Ekman et al，2011）。在这项研究中，再住院率没有明显降低。

6.3.9 教育和评估结合饮食指导

有 30 项研究纳入了这两部分（Iraurgui et al，2007；Benatar et al，2003；Brandon et al，2009；Chen et al，2010；DeWalt et al，2006；Dunagan et al，2005；Falces et al，2008；Gattis et al，1999；Giordano et al，2009；Goldberg et al，2003；Ho et al，2007；Jaarsma et al，2008；Jurgens et al，2013；Koelling et al，2005；Korajkic et al，2011；Lee et al，2013；McDonald et al，2002；Mejhert et al，2004；Piepoli et al，2006；Roig et al，2006；Roth et al，2004；Sales et al，2013；Sethares et al，2004；Shao et al，2010；Sisk et al，2006；Slater et al，2008；Wang et al，2014；West et al，1997；Wheeler et al，2006）。在其中的 16 项研究中，再住院率明显降低。这些干预措施包括以下几项。

（1）住院期间对患者进行教育，出院后每周或每 2 周通过电话加强教育，评估症状（Slater et al，2008；Wang et al，2014）和药物依从性（Giordano et al，2009；Sales et al，2013）。

（2）通过出院后每 2 周（Dunagan et al，2005）的饮食、自我保健教育、强化教育及症状评估，以及 2 次随访（McDonald et al，2002），或根据个别患者的需要进行电话和诊所回访（Piepoli et al，2006）。

（3）出院时和出院后，每个月通过电话、诊所评估和使用药片计数器进行饮食、疾病和药物治疗教育（Falces et al，2008）。

（4）出院后每周或每 2 周通过电话对患者进行教育（Brandon et al，2009；Chen et al，2010）。

（5）远程监护评估饮食、体重、症状（Roth，et al，2004）、药物依从性，以及家访（Benatar et al，2003）。

（6）出院时和出院后通过电话、每个月家访和日记对患者进行有关症状和饮食的教育，以评估症状和依从性（Lee et al，2013）。

（7）出院后，在门诊对患者进行心力衰竭和饮食教育，在门诊就诊时评估症状和依从性，并通过电话（Ho et al，2007；West et al，1997）或通过使用日记和印刷指南（Korajkic et al，2011）监测饮食和（或）药物依从性。

6.3.10 休息放松与展望相结合

有 1 项研究包含了这两部分（Jiang，2008）。在这项研究中，再住院率明显降低。这项干预包括放松疗法，如每天 1 小时的放松训练和音乐治疗，以及持续4周的基本心理护理（Jiang，2008）。

6.3.11 运动结合展望

有1项研究包含了这两部分（Tully et al，2015）。在这项研究中，再住院率没有明显降低。

6.3.12 教育和评估结合锻炼与人际关系

有1项研究包含了这三部分（Davidson et al，2010）。在这项研究中，再住院率明显降低。这种干预包括一项为期12周的心脏康复计划，包括针对患者及其家属的个体化运动计划和分组教育会议（Davidson et al，2010）。

6.3.13 教育和评估结合运动及饮食建议

有22项研究纳入了这三部分（Aguado et al，2010；Anderson et al，2005；Andryukhin et al，2010；Dahl et al，2001；Doughty et al，2002；Ferrante et al，2010；Gámez-López et al，2012；Gau et al，2008；Hershberger et al，2001；Houchen et al，2012；Lee et al，2014；Liou et al，2015；Pugh et al，2001；Riegel et al，2004；Riegel et al，2002；Smith et al，2015；Stewart et al，1999；Sun et al，2013；Szkiladz et al，2013；Tsuyuki et al，2004；Vavouranakis et al，2003；Wright et al，2003）。在其中的12项研究中，再住院率明显降低。这些干预措施包括以下几项。

（1）在住院期间对患者进行全面的教育，并在出院后1~2周进行随访（Gau et al，2008），对高危患者进行90天的随访（Dahl et al，2001）。

（2）住院期间对患者进行教育，出院后通过2周电话对患者进行症状，以及饮食、活动和治疗的依从性的评估（Ferrante et al，2010）。

（3）在住院期间和出院后对患者进行全面的教育，加强和评估症状和依从性，强调饮食、活动和治疗，每周至少进行一次家访，持续6周（Anderson et al，2005）。

（4）出院后每6个月进行一次门诊就诊和电话咨询，对患者进行教育，评估症状和依从性（Sun et al，2013）。

（5）患者出院后通过2~5次门诊对患者进行教育评估，并通过电话随访（Hershberger et al，2001）或通过使用日记和（或）药丸计数器（Doughty et al，

2002），以及动机性访谈来评估症状、依从性和用药情况（Pugh et al，2001），或在每个月的家访中每 10 ～ 15 天进行一次电话随访（Vavouranakis et al，2003）。

（6）在出院后的前 2 周进行一次家访，向患者提供自我管理、饮食和体育活动方面的教育，评估药物依从性和（或）症状（Aguado et al，2010），并在出院后 3 个月和 6 个月分别进行电话随访评估（Stewart et al，1999）。

（7）由多学科团队提供的自我护理管理、饮食和锻炼教育，如进行 1 小时的锻炼，每周 1 次，持续 6 周（Houchen et al，2012）。

6.3.14 教育和评估结合人际关系及饮食建议

有 6 项研究纳入了这三部分（Dracup et al，2014；Cabezas et al，2006；Howlett et al，2009；Jaarsma et al，1999；Naylor et al，2004；Piamjariyakul et al，2015）。在其中 4 项研究中，再住院率明显降低。这些干预措施包括以下几项。

（1）通过每周 1 次门诊就诊（Howlett et al，2009）或电话指导（Piamjariyakul et al，2015），对患者和照顾者进行出院后饮食和钠限制教育。

（2）通过每个月电话、诊所评估和药物清单对出院患者和护理人员进行心力衰竭、饮食和药物治疗的教育（Cabezas et al，2006）。

（3）多学科团队在住院期间和每周家访中制订护理计划和患者、护理人员教育，以加强教育，并评估出院后 9 周的症状和依从性（Nayler et al，2004）。

6.3.15 教育和评估结合展望及饮食建议

有 2 项研究包含了这三部分（Jerant et al，2001；Shao et al，2013）。在这些研究中，再住院率并没有明显降低。

6.3.16 教育和评估结合休息及放松、锻炼和饮食建议

一项研究包含了这四部分（Varma et al，1999）。在这项研究中，再住院率明显降低。这种干预包括药学护理、自我护理教育、药物和用药，以及 1 个月的自我监控日记卡，记录药物使用、体育活动、饮食和症状（Varma et al，1999）。

6.3.17 教育和评估结合锻炼、人际关系及饮食建议

有 8 项研究包含了这四部分（Atienza et al，2004；Fonarow et al，1997；Holst et al，2001；Kanoksilp et al，2009；Morcillo et al，2005；Ojeda et al，2005；Wang et al，2011；White et al，2014）。在其中 6 项研究中，再住院率明显降低。这些干预措施包括以下几项。

（1）诊所对患者和家属的教育计划（Holst et al，2001；Kanoksilp et al，2009）。

（2）Pre-discharge 出院前进行自我监控、饮食、锻炼和药物方面的教育，并由护士对患者和护理人员进行访谈。在出院后每 3 个月进行一次门诊访问，以审查患者的表现，提高治疗依从性和反应（Atienza et al，2004）。

（3）在住院期间和出院后，对家属或照顾者进行全面的患者教育，通过每 3 个月一次的门诊访问，加强和评估症状和依从性，强调饮食、活动和治疗（Wang et al，2011）或每 2～8 周进行 1 次门诊访问和电话随访（Fonarow et al，1997）。

（4）在出院后第一个月进行一次家访，对患者和护理人员进行自我管理、饮食、体育锻炼和疫苗接种方面的教育，并提供药片整理器，以保证患者用药的稳定性（Morcillo et al，2005）。

6.3.18 教育和评估结合运动、展望及饮食建议

有 3 项研究包含了这四部分（Davis et al，2012；Delaney et al，2010；Mao et al，2015）。在其中一项研究中，再住院率明显降低。这项干预措施为一项多学科疾病管理计划，在参与干预并通过随访向患者提供实地教育，如门诊访问和每个月电话随访，如果患者病情稳定，则从 6 个月开始每隔几个月访问 1 次（Mao et al，2015）。

6.3.19 教育和评估结合运动、人际关系、人生观及饮食建议

有 9 项研究包含了这五部分（Byszewski et al，2010；Domingo et al，2011；Harrison et al，2002；Löfvenmark et al，2011；Otsu et al，2012；Rich et al，1993，1995；Stewart et al，2012，2014）。在其中两项研究中，再住院率明显降低。这些干预措施包括以下几项。

（1）一个远程医疗系统，除了全面、多学科高频保健项目外，还结合了自我监控和激励支持工具（Domingo et al，2011）。

（2）在住院期间、出院时或出院后，通过家访和电话随访，对心力衰竭、药物治疗、饮食和活动的教育，其中也包括对饮食、体重和药物清单的评估（Rich et al，1995）。

6.3.20 教育和评估结合休息和放松、锻炼、人际关系、展望及饮食建议

有1项研究包含了这六部分（Sullivan et al，2009）。在这项研究中，再住院率没有明显降低。

6.4 Meta 分析结果

Meta 分析综合了 67 项研究的数据，以确定单一或联合干预成分对减少心力衰竭患者再住院的影响。如果只报道了每组的再住院总人数，若评估了多个干预组，或者只报道了复合结果，则纳入系统评价的研究不能纳入 Meta 分析。图 6-2 显示了固定效应模型和随机效应模型下各研究的效应大小和置信区间的森林图。在混合效应模型中，不参与任何干预措施的参与者再入院的总概率比参与任何干预措施的参与者高 1.79 倍。对数优势比的漏斗图是对称的，这表明不太可能出现发表偏倚（Higgins et al，2011）。

6.5 结论

该分析基于对已发表研究的系统回顾和 Meta 分析得出了可靠的结果。这些研究评估了减少心力衰竭患者再住院率的特定因素的干预措施。纳入某些人为因素或这些因素组合的干预策略有可能改善心力衰竭患者住院后的治疗效果。主要研究结果的意义如下。

（1）教育和评估的独立和联合作用是最有利的策略，以产生积极的利益，以避免或减少心力衰竭患者的再住院次数。护理管理或疾病管理团队可以考虑以患者为本的方法来增强患者的个人选择或自我效能感。

（2）运动结合教育和评估或休息和放松比单独运动更有益处。临床团队可以检查活动是如何规定、实施和评估的。缺乏对治疗结果的坚持或不确定的规

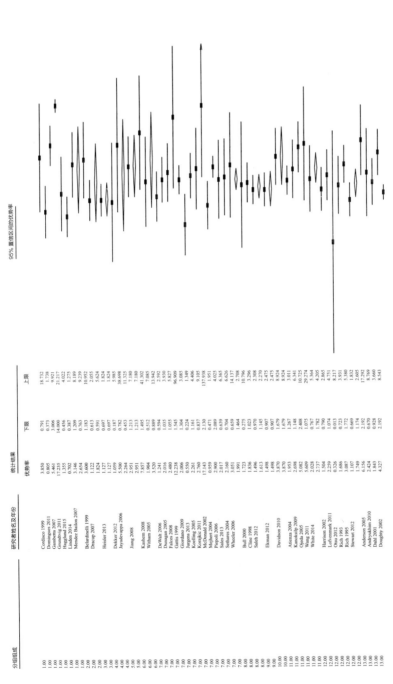

图 6-2 纳入研究中 HF 再住院的森林图

注:空行表示组件的子组

1.教育/评估;2.锻炼;3.人际关系;4.前景;5.休息;6.教育/评估和前景;7.教育/评估和锻炼;8.教育/评估及人际关系;9.教育/评估和展望;10.教育/评估、锻炼和人际关系;11.教育/评估、运动、人际关系和饮食;12.教育/评估、锻炼、人际关系、饮食;13.教育/评估、锻炼和饮食;14.教育/评估、锻炼、人际关系、前景和饮食;15.教育/评估、人际关系、饮食;16.教育/评估、休息、运动和饮食。

摘要

定活动可能会阻止活动证明其对再住院患者的有益影响。

（3）营养与其他干预成分相结合显示出明显的积极效果。饮食干预应与其他策略相结合，以最大限度降低心力衰竭患者再住院的可能性。

（4）上述因素的干预增加了心力衰竭患者不再次住院的可能性。Meta 分析结果表明，对这些因素中的一个或多个进行干预，可使个人不再次住院的可能性翻倍。

这项研究并非没有局限性。潜在的局限性包括研究水平的偏倚风险和满足标准的研究检索不完全的可能性。此外，应考虑到其他的人为因素和信息技术，以促进患者与提供者之间的沟通和慢性病的协调护理，成为有效的护理模式被开发和实施。这项研究侧重于纳入某些人为因素的治疗干预，因此将这些干预措施与未纳入人为因素的干预措施进行比较超出了本分析的范围。总的来说，这项研究可能有助于在未来减少心力衰竭患者再住院率临床实践的设计、实施和评估。

附录1 纳入研究的特征(1)

作者	年份(年)	国家	干预组样本(例)	对照组样本(例)	设置	时间
Aguado et al	2010	西班牙	42	64	出院后	24个月
Albert et al	2013	美国	20	26	出院后	60天
Aldamiz-Echevarria Iraúrgui et al	2007	西班牙	137	142	出院后	12个月
Anderson et al	2005	美国	44	77	住院期间, 出院期间, 出院后	6个月
Andryukhin et al	2010	俄罗斯	44	41	出院后	6、18个月
Atienza et al	2004	西班牙	164	174	住院期间	12个月
Belardinelli et al	1999	美国	50	49	出院后	14个月
Benatar et al	2003	美国	108	108	出院后	3个月
Brandon et al	2009	美国	10	10	出院后	12周
Brotons et al	2009	西班牙	144	139	出院后	12个月
Bull et al	2000	美国	40	71	住院期间, 出院后	2周、2个月
Byszewski et al	2010	加拿大	45	46	出院后	6周
Cline et al	1998	瑞典	80	110	住院期间, 出院后	12个月
Cordisco et al	1999	美国	30	51	出院后	1年
Dahl et al	2001	美国	381	203	住院期间, 出院后	90天
Davidson et al	2010	澳大利亚	52	53	出院后	12个月
Davis et al	2012	美国	63	62	住院期间, 出院后	30天
Dekker et al	2012	美国	21	20	住院期间, 出院后	3个月
Delaney et al	2010	美国	12	12	出院后	90天

(续表)

作　者	年份（年）	国　家	干预组样本（例）	对照组样本（例）	设　置	时　间
DeWalt et al	2006	美国	59	64	出院后	12 个月
Domingo et al	2011	西班牙	A=48；B=44	N/A	出院后	12 个月
Domingues et al	2011	巴西	48	63	住院期间，出院后	3 个月
Doughty et al	2002	新西兰	100	97	出院后	12 个月
Dracup et al	2007	美国	86	87	出院后	3、6、12 个月
Dracup et al	2014	美国	A=200；B=193	209	出院后	2 年
Dunagan et al	2005	美国	76	75	出院后	6、12 个月
Ekman et al	2011	瑞典	125	123	住院期间	6 个月
Evangelista et al	2006	美国	48	51	出院后	6 个月
Falces et al	2008	西班牙	53	50	出院后	6、12 个月
Ferrante et al	2010	阿根廷	760	758	出院后	1、3 年
Fonarow et al	1997	美国	214	N/A	住院期间，出院后	6 个月
Gambetta et al	2007	美国	158	124	出院后	7 个月
Gámez-López et al	2012	西班牙	A=25；B=28；C=28	35	出院后	(10.8±3.2) 个月
Gattis et al	1999	美国	90	91	出院后	2、12、24 周
Giordano et al	2009	意大利	230	230	住院期间，出院后	12 个月

续表

作 者	年份（年）	国 家	干预组样本（例）	对照组样本（例）	设 置	时 间
Goldberg et al	2003	美国	138	142	出院期间，出院后	6个月
Grundtvig et al	2011	挪威	1169	N/A	出院后	12个月
Hägglund et al	2015	瑞典	32	40	出院后	3个月
Harrison et al	2002	加拿大	92	100	出院后	12周
Heisler et al	2013	美国	135	131	住院期间，出院后	12个月
Hershberger et al	2001	美国	108	N/A	出院后	6个月
Holst et al	2001	澳大利亚	42	N/A	住院期间，出院后	6个月
Houchen et al	2012	英国	17	N/A	出院后	12个月
Howlett et al	2009	加拿大	990	7741	出院后	12个月
Hudson et al	2005	美国	91	N/A	出院后	6个月
Jaarsma et al	1999	荷兰	84	95	住院期间，出院后	9个月
Jaarsma et al	2008	荷兰	A=340；B=344	339	出院后	18个月
Jayadevappa et al	2007	美国	13	10	出院后	6个月
Jerant et al	2001	美国	A=12；B=13	13	出院期间，出院后	6个月
Jiang	2008	中国	101	89	住院期间，出院后	6个月
Jurgens et al	2013	美国	48	51	出院期间，出院后	90天
Kanoksilp et al	2009	泰国	50	50	出院后	12个月

(续表)

作 者	年份(年)	国 家	干预组样本(例)	对照组样本(例)	设 置	时 间
Kashem et al	2008	美国	24	24	出院后	12个月
Koelling et al	2005	美国	107	116	住院期间	180天
Korajkic et al	2011	澳大利亚	35	35	出院后	3个月
Lee et al	2013	美国	23	21	出院后	3个月
Lee et al	2014	美国	473	475	住院期间	30天
Li et al	2012	美国	202	205	住院期间	60天
Linden et al	2014	美国	128	129	住院期间，出院后	**30**、90天
Löfvenmark et al	2011	瑞典	65	63	出院后	18个月
López-Cabezas et al	2006	西班牙	70	64	住院期间，出院后	12个月
McDonald et al	2002	爱尔兰	51	47	住院期间，出院后	3个月
Mejhert et al	2004	瑞典	103	105	出院后	18个月
Méndez et al	2007	西班牙	51	131	出院期间	90天
Miller et al	2005	美国	68	N/A	出院后	90天，1年
Morcillo et al	2005	西班牙	34	36	出院后	6个月
Naylor et al	2004	美国	118	121	住院期间，出院后	52周
Ojeda et al	2005	西班牙	76	77	出院后	(16±8)个月
Otsu et al	2012	日本	47	47	出院后	7~**12**、24个月
Parrinello et al	2009	意大利	A=87 B=86	N/A	出院后	12个月

（续表）

作者	年份（年）	国家	干预组样本（例）	对照组样本（例）	设置	时间
Paterna et al	2009	意大利	A=52；B=51；C=51；D=51；E=52；F=50；G=52；H=51	N/A	出院后	6个月
Piamjariyakul et al	2015	美国	20	N/A	出院后	6个月
Piepoli et al	2006	意大利	509	N/A	出院后	12个月
Pugh et al	2001	美国	27	31	住院期间，出院后	12个月
Rich et al	1993	美国	63	35	住院期间，出院后	90天
Rich et al	1995	美国	142	140	住院期间，出院后	90天
Riegel et al	2002	美国	126	226	出院后	3、6个月
Riegel et al	2004	美国	45	43	出院后	30天、3个月
Roig et al	2006	西班牙	61	N/A	出院后	(11±10)个月
Roth et al	2004	以色列	118	N/A	出院后	12个月
Saleh et al	2012	美国	173	160	出院期间，出院后	12个月
Sales et al	2013	美国	70	67	住院期间，出院后	30天
Sethares et al	2004	美国	33	37	住院期间，出院后	3个月

第 6 章　减少心力衰竭患者再住院风险的策略：系统回顾和 Meta 分析

（续表）

作　者	年份（年）	国　家	干预组样本（例）	对照组样本（例）	设　置	时　间
Sisk et al	2006	美国	203	203	出院后	12 个月
Slater et al	2008	美国	612	N/A	住院期间，出院后	6 个月
Smith et al	2015	美国	92	106	出院后	12 个月
Stewart et al	1999	澳大利亚	100	100	出院后	6 个月
Stewart et al	1998	澳大利亚	49	48	出院后	6 个月
Stewart et al	2012	澳大利亚	143	137	出院后	18 个月
Stewart et al	2014	澳大利亚	137	143	出院后	(12～18) 个月
Sullivan et al	2009	美国	108	100	出院后	12 个月
Sun et al	2013	中国	433	288	出院后	4 年
Szkiladz et al	2013	美国	86	94	出院期间，出院后	30 天
Tsuyuki et al	2004	加拿大	140	136	住院期间，出院后	6 个月
Tully et al	2015	澳大利亚	A=15 B=14	N/A	出院后	6 个月
Varma et al	1999	英国	42	41	出院后	12 个月
Vavouranakis et al	2003	希腊	28	N/A	出院后	12 个月
Wang et al	2014	中国	32	34	住院期间，出院后	6 个月
West et al	1997	美国	51	N/A	出院后	94～182 天
Wheeler et al	2006	美国	20	20	出院后	14 周
White et al	2014	美国	59	N/A	住院期间，出院后	2 个月
Witham et al	2005	英国	41	41	出院后	6 个月

（续表）

作者	年份（年）	国家	干预组样本（例）	对照组样本（例）	设置	时间
Wright et al	2003	新西兰	100	97	出院后	12个月
Wu et al	2012	美国	A=27 B=27	28	出院后	9个月
Zeitler et al	2015	美国	1159	1172	出院后	2年每3个月

加粗的时间点表示在 Meta 分析中使用的结果

附录 2　纳入研究的特征（2）

作者	年份（年）	地区	干预组样本（例）	对照组样本（例）	设置	时间
Chen et al	2010	中国台湾	275	275	出院后	6个月
Gau et al	2008	中国台湾	30	30	住院期间，出院后	1个月
Ho et al	2007	中国台湾	247	N/A	出院后	（139±96）天
Liou et al	2015	中国台湾	56	75	住院期间，出院后	30、90天
Mao et al	2015	中国台湾	174	175	出院后	平均2年
Shao et al	2010	中国台湾	93	N/A	出院后	1个月
Shao et al	2013	中国台湾	47	46	出院后	12周
Wang et al	2011	中国台湾	14	13	住院期间，出院后	3个月

第 7 章

背景、组织和生态因素影响美国东南部 8 个州农村医疗保险受益人心力衰竭住院率的差异

Contextual, Organizational, and Ecological Factors Influencing the Variations in Heart Failure Hospitalization in Rural Medicare Beneficiaries in Eight Southeastern States

摘　要：本章报道了在美国东南部的 8 个州，影响由农村卫生诊所（rural health clinic，RHC）服务的医疗保险受益人心力衰竭住院率差异的背景、组织和生态因素。我们进行了不同种族、风险调整率的 RHC 变化趋势的纵向分析，提示心力衰竭患者住院率逐步下降。在白种人和非洲裔美国人口中也观察到《平价医疗法案》对心力衰竭患者住院的净期效应。考虑到农村医疗的特点及组织因素，该结果证实了非洲裔美国人口心力衰竭住院变异的重要性。然而，对于白种人，组织层面的差异（如医疗保险患者的双重资格状态和 RHC 雇用的总全职同等人员）具有影响力，可以在未来制订医院奖励支付公式时加以考虑。

关键词：农村；种族差异；心力衰竭住院；ACA 的期效应；生态相关性；农村卫生所；门诊护理敏感状况

7.1　前言

心力衰竭或充血性心力衰竭（congestive heart disease，CHD）被确定为是主要的慢性病护理敏感条件。相关卫生服务研究表明，心肌梗死患者住院率的差异不能仅通过种族/民族来充分解释（Pappas et al，1997；Wolinsky et al，2010）。若要在生态分析水平上确定心力衰竭患者住院的决定因素，就需要对使用医疗服务和心脏保健中的种族差异进行系统的审查和分析。此外，RHC 医疗保险受益人心力衰竭住院率与复杂的背景、组织和生态因素之间的因果关系有

待确定。当研究中同时存在其他患者特征的影响时，则应考虑心力衰竭住院患者的种族差异。

对心力衰竭患者住院的实证研究表明，多变量可能直接和间接影响心力衰竭患者的住院率。这些因素大致分为社会因素和个人因素。社会因素可能包括所在区域的环境因素和组织因素；个人因素可能包括易感性和人口统计属性的有利因素，如双重资格状态和保险覆盖范围，以及需要护理的因素，如诊断条件、疾病严重程度和先前住院治疗等（Benbassat et al，2000；Herrin et al，2015；Jackson et al，2013；Joynt et al，2011a；Kulkarni et al，2016；Wolinsky et al，2010）。当研究中同时控制患者特征的影响时，背景、组织和 RHC 患者的特征是如何促进心力衰竭患者住院的变异度的，目前仍未清楚。

医疗保险和医疗补助服务中心（the Centers for Medicare and Medicaid Services，CMS）已经开始监测可避免的住院和再住院，通过实施再住院减少计划来消除医院服务的问题。事实上，对于那些因充血性心力衰竭、急性心肌梗死或肺炎而住院的患者来说，如果再住院率很高，将加重医保的赔付。从 2012 年 10 月开始，医疗保险支出在 2013 年下降了 12%，2014 年下降了 3%（Boccuti，2015）。与此同时，2010 年 3 月 23 日颁布的《患者保护和平价医疗法案》有望通过扩大未参保人口的医疗保险范围，来加强以患者为中心的医疗服务，改善流动医疗和预防服务的提供，同时也巩固了门诊护理的重要性。

RHC 数据库纳入 2007～2013 年受益于农村医疗保险的患者，并提供了一个独特的平台来研究美国 8 个州的心力衰竭住院患者的种族差异，这 8 个州分别是亚拉巴马州、佛罗里达州、佐治亚州、肯塔基州、密西西比州、北卡罗来纳州、南卡罗来纳州和田纳西州。

这次的研究具有双重目的，首先是研究农村地区心力衰竭患者风险调整住院率的趋势和模式；其次是研究背景因素、组织因素和生态因素在非洲裔和非西班牙裔白种人心力衰竭患者之间的影响差异。更具体地说，通过统计风险调整的同时进行患者差异（种族除外）的控制，该研究主要对美国 8 个州的农村地区的农村医疗保险患者因心力衰竭住院治疗的 3 个问题进行研究。

（1）在对过去 7 年（2007～2013 年）各州 RHC 的观察中，种族特异性风险调整心力衰竭患者住院率是否存在明显的统计学差异？

（2）农村地区是否能反映心力衰竭患者住院率的差异？

（3）在过去 7 年接受 RHC 治疗的心力衰竭患者，经风险调整后的住院率是否有所下降？当同时考虑其他影响因素时，是否可以通过《患者保护和平价医疗法案》的时期效应来反映变化？

2007～2013年的RHC的横向数据是由RHC患者的医疗保险索赔文件汇总而来。因此，RHC年是分析单位，使用多变量建模分析来确定影响非洲裔美国人和非西班牙裔白种人心力衰竭患者经风险调整后住院率的种族差异在统计学上的重要因素。按种族确定高频住院的高发因素，可能会对潜在的政策制订或针对易变的县级特征（如州、农村分类、贫困、人口特征、健康、专业资源分布等）、诊所特征（如供应商状态/所有权、员工规模和卫生系统的附属关系）和汇总的RHC患者特征（如性别、年龄和双重资格状态和非住院护理服务的使用）的干预措施有所启示。

7.2 相关研究

心力衰竭或慢性心力衰竭患者的住院治疗，作为一种门诊护理敏感的情况或可预防的住院治疗，通常认为是社区中缺乏初级护理（Rosano et al，2012；Saver et al，2013；Will et，al，2012）。然而在影响健康差异的因素中，尤其是居住在农村地区的非西班牙裔白种人和非洲裔美国人之间的差异，尚未得到充分的了解。关于种族差异的解释因素或决定因素的研究文献可以分为背景、组织和患者群体特征或生态变量三类。

7.2.1 背景特征

Will等（2012）利用1995～2009年美国全国医院出院调查的数据进行分析，结果提示非洲裔美国人可预防的心力衰竭住院率高于白种人。随着时间的推移，白种人的年龄和性别标准化比例明显下降。65岁以上的非洲裔美国人的发病率没有下降，同样，年轻的非洲裔美国男性可预防的心力衰竭住院率也在上升。根据2007～2009年美国医疗保险服务收费申请，对心力衰竭患者的再住院率进行分析，结果表明心力衰竭患者的再住院率为24.8%（Jencks et al，2009）。然而，没有观察到心力衰竭患者再住院的年龄、性别和种族差异（Dharmarajan et al，2013）。

获得有效的初级卫生保健是避免住院治疗的关键因素（Laditka et al，2009；Rosano et al，2013）。由于美国的卫生资源分布不均，获得初级卫生保健服务的地区或州也存在差异。在一份关于可预防住院的报道中，Nayar等（2012）指出，在内布拉斯加州的偏远农村或边境社区发展可预防住院的可能性更大。

Gao等（2014）在高危退伍患者中进行早期干预以避免住院治疗，提出一个有预测变量的模型，以改善住院治疗。此外，还主张对保健组织或初级卫生保健医疗机构进行审查，有益于保健政策的合理变化。在医疗改革的影响下，调查联邦政府启动的各种政策是否合理，如质量改进工作（Brennan，2014），CMS再住院率降低计划对老年患者再住院率较高的急症护理医院进行惩罚，以及《患者保护和平价医疗法案》改善无保险人口的保险覆盖范围，并强调对老年人的初级保健和预防性保健服务（Wan et al，2015）。

7.2.2 组织特征

初级保健机构，如农村卫生诊所和县社区卫生中心，可能有助于降低对门诊护理敏感的疾病（如心力衰竭、糖尿病、慢性阻塞性肺疾病、高血压等）的住院率，特别是与老年人有关的住院率（Probst et al，2009）。医生供应与城市地区的初级保健系统的表现有关，但与农村地区的初级保健系统的表现无关（Laditka et al，2005）。虽然初级保健系统提供的总体模式具有相对可比性，但初级保健机构在不同规模的农村地区的影响尚未清楚。

为确保所需保健服务的质量和可获得性，各级保健机构提供合理的医务人员至关重要。因此，除门诊诊所和急诊医院外，保健机构组织的结构可能会对医务人员产生不同的影响。在佛罗里达中央大学的农村卫生研究小组中，调查人员一直称其机构所在的农村卫生诊所优于同行（如独立农村诊所）（Wan et al，2015；Ortiz et al，2013；Agiro et al，2012）。

7.2.3 患者群体特征或生态变量

设施水平上的个体特征构成生态变量。例如，先前的研究确定了诊断治疗的患者类型、双重资格状态、保险覆盖范围、种族、社会经济状况和医疗保健需求，这些因素均导致了住院率的差异（Chang et al，2008；O'Neil et al，2010；Wan 1989，1995；Wan et al，2015；Williams et al，2013；Wolinsky et al，1989，1995；Wolinsky et al，1991）。在总体水平或设施水平上衡量这些特征，可能会影响保健服务的使用（Andersen et al，1973；Wan，1995）。老年人的医疗保险覆盖范围或双重资格状态构成了一个有利因素，对门诊就诊率和住院率有影响。同样，通常具有护理来源的医疗保险受益人也可能使用医生服务和医院护理（Wan，1989）。对护理因素的需要，如 Charlson 指数、疾病严重程度和临床诊断，可能促使个人采取健康行动或寻求护理（Andersen et al，1973；Wan et al，1974；Wolinsky et al，1984）。

基于以上研究，提示在实施卫生政策改革期间，有必要确定如种族差异等已知的各个决定因素对 ACA、CMS 医院再住院减少计划和基于社区的慢性病护理的相对影响。根据最近的华盛顿大学人口健康研究所卫生保健组织的报告指出，改善卫生保健和医疗结果的百分比分布如下：10% 与物理环境和政策有关，20% 与相关临床护理技术有关，30% 与个人行为因素有关，40% 与社会和经济因素有关（How Healthy is Your County，2017）。这份报告同时指出通过减少医疗保健差距和提高美国人口的医疗质量来实现人口健康的战略。此外，必须制订和实施针对特定种族的战略，以解决种族差异所导致的卫生保健差异。

7.3 分析框架

一种由 Andersen 和 Newman（1973）开发、Wan 和 Soifer（1974）改编的行为系统模型包含了医疗服务使用和结果决定因素的因果规范，本研究使用该模型来探讨心力衰竭住院患者的种族差异。假设心力衰竭住院患者的种族差异可以通过风险校正手段，如疾病的严重程度、合并症、年龄、性别和社会经济地位等，降低其住院率。

如图 7-1 所示，在行为系统方法中，卫生保健使用的决定因素一般分为易感因素、使能因素和护理需求因素。根据先前的研究假设，在影响患者住院治疗的可变性和结果方面，使能因素和护理需求因素比易感因素更具主导作用。本研究将行为系统方法与生态系统框架相结合。在计算每个种族组的风险调整率时，包括了年龄、性别和 Charlson 发病率指数等个人因素。此外，本研究还探讨了农村卫生诊所的可用性、ACA 周期效应、农村性、双重资格状态及 RHC 层面的许多患者和组织的综合特征，这些因素也可能影响 2007～2013 年风险调整的心力衰竭患者住院率的模式和趋势，同时对种族差异进行了研究。

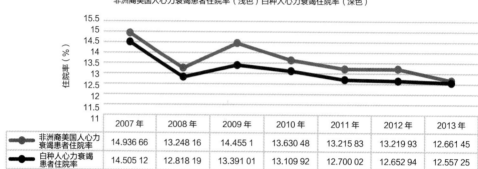

图 7-1　第 4 区农村卫生诊所服务的医疗保险受益人种族特异性心力衰竭患者住院率对比
（2007～2013 年）

7.4　研究方法

7.4.1　研究设计与数据来源

我们根据 CMS 收集的各种数据，对 2007～2013 年农村医疗保险受益人因心力衰竭住院的病例进行纵向分析，住院记录由 CMS 住院患者索赔文件提供。对这些数据进行编码，住院病例编码为 1，非住院病例编码为 0。

用于识别心力衰竭患者医疗保险受益的 ICD-9-CM 代码如下：39891、4280、4281、42820、42821、42822、42823、42830、42831、42832、42833、42840、42841、42842、42843 和 4289。此外，出院时进行心脏手术被排除在外。心力衰竭患者的住院率计算方法如下：住院的医疗保险索赔总数除以每年接受每个 RHC 服务的患者的住院索赔总数即心力衰竭患者住院率。对于每个种族，心力衰竭患者住院风险调整因子是患者的年龄、性别和 Charlson 共病指数。使用的公式如下：

$$原始住院率 = 实际心力衰竭住院数 / RHC\ 心力衰竭患者数$$
$$风险校正的住院率 = 校正后的心力衰竭住院数 / RHC\ 心力衰竭患者数$$

使用逻辑回归分析医疗保险索赔档案，并将 Charlson 指数和其他因素，如年龄、性别和其他个人因素作为风险调整因素（Wan et al, 2015），计算每个 RHC 每年按种族组别的预期住院人数。然后用心力衰竭预期住院人数（作为分子）除以每个 RHC 心力衰竭患者的总人数（作为分母）来计算种族特异性风险校正后的住院率。

我们的分析侧重于 RHC 的农村差异，因此校正后的住院率差异可由背景、组织和生态因素解释。分析发现在农村-城市社区地区（rural-urban community area，RUCA）[①] 代码定义的几类农村地区为医疗保险受益人服务的 RHC 的主要特征。农村地区分为城市化、大农村、小农村和孤立的农村地区。研究的农村老年人总病例数从 2007 年的 202 707 例到 2013 年的 270 769 例不等。排除没有在医疗保险索赔档案中记录的病例，最后保留了 591 例用于本研究。

7.4.2 变量

根据美国卫生资源和服务管理局（the Health Resources and Services Administration，HRSA）地区资源文件，相关变量包括贫困人口百分比、农村人口（分为 4 个等级）、种族构成和州。此外，还创建了一个显示 ACA 对 RHC 性能潜在周期影响的二分预测变量：2010 年之前（2007～2009 年）编码为 0，2009 年之后（2010～2013 年）编码为 1。

组织因素包括 RHC 认证的年限、工作人员组合（医生就诊人数与诊所就诊总人数的比例）、诊所工作人员规模、基于供应商的诊所或独立诊所等。在本分析中，医疗保险受益人的个人属性，如所服务的患者人口规模、患者的平均年龄、女性患者百分比、西班牙裔患者百分比、白种人患者百分比和双重资格状态的患者百分比被视为 RHC 的综合指标或生态因素。附录 1 概述了研究变量的操作定义。

7.4.3 分析方法

采用 3 种统计方法对 2007～2013 年的汇总数据进行分析，每一种都类似于一个时间序列，在纵向分析中未使用 RHC 小组。首先，通过描述性统计对第 4 区域的 RHC 总体特征进行了说明。当对某一特定属性或变量的 8 种状态进行方差分析时，在 α 水平为 0.05 上进行显著性检验。其次，对 2007～2013 年心力衰竭患者住院的重复测量数据进行相关性分析，并对住院率建立增长曲线模型。这使我们能够确定变量之间是否存在序列相关性（Nagasako et al，2014）。最后，通过广义估计方程（generalized estimating equation，GEE）分析因变量对选定的预测因素的回归，使用所有 RHC 汇集数据、具有完整信息的再住院患者

[①] RUCA 是一种分类方案，是使用美国人口普查局对城市化地区和城市集群的定义，结合工作通勤信息，来描述美国人口普查区的城市和农村状况。

的总数（n=3918 RHC 年），以及 SAS 研究所的 GENMOD 程序[①] 进行分析。

时间常数和时变预测均包括在内。进行 GEE 以确定所选预测因子在解释风险调整后患者再住院率的变异性方面的相关性的原因是：①以 7 年内每个 RHC 的风险调整率的重复测量作为因变量；②预测变量有许多缺失的变量；③有稳健的标准估计值，可以进行更一致的和准确的统计学意义测试；④有准可能性信息准则（quasi-likelihood information criterion，QIC），可以用于反映模型拟合数据时的相对质量。本章的最后将详细描述用于此分析的 GEE 的统计描述。

7.5 研究结果

7.5.1 分析单位：RHC 年

一共在 7 年的时间里，共研究了 705 个 RHC，包括 4935 个 RHC 年。表 7-1 列出了分析中所包括的 RHC 的总数和百分比分布情况。由 RHC 提供服务的农村医疗保险受益者，白种人总共 3439 RHC 年（占白种人 RHC 年的 69.7%），非洲裔美国人总共 2005 RHC 年（占非洲裔美国人 RHC 年的 40.6%），西班牙裔美国人总共 75 RHC 年（占西班牙裔美国人 RHC 年的 1.5%）。

表 7-1　2007～2013 年用于计算特定校正后种族风险心力衰竭住院率的农村卫生诊所数量

种族	农村卫生诊所数量和百分比分布					
	纳入		排除		总计	
	数量（例）	百分比（%）	数量（例）	百分比（%）	数量（例）	百分比（%）
白种人	3439	69.7	1496	30.3	4935	100
非洲裔	2005	40.6	2930	59.4	4935	100
西班牙裔	75	1.5	4860	98.5	4935	100

---

① 广义估计方程方法为分类或连续（重复）测量的纵向分析提供了一种半参数方法。GEE 由 Liang 和 Zeger（1986）介绍，Diggle 等（1994）在一本书中对 GEE 进行了扩展。协方差结构不需要被正确指定来估计回归系数和标准误差。统计假设如下：①重复测量或反应是相关的或聚类的；②与预测变量及其相互作用项的混合协变量；③不需要相等的方差或方差齐性；④相关误差假设独立；⑤不需要多项正态分布；⑥采用准似然估计而不是最大似然估计或普通最小二乘法来估计参数（Hardin et al，2012）。GEE 模型的稳健性不是由传统的拟合优度统计决定的。然而，一个类似于赤池的信息准则（AIC），如 QIC（独立模型准则下的准似然）被用来评估不同相关结构的竞争模型。可以计算一个边际 R^2 作为总方差大小的参考，由方程中的预测变量解释（Hardin et al，2012；Zheng，2000）。

7.5.2 美国各州不同种族心力衰竭患者住院风险调整率的差异

对美国各州心力衰竭患者住院风险的差异进行单向分析，结果显示，白种人平均为13%，非洲裔美国人为14%，西班牙裔美国人为17%（表7-2）。各州平均比例上的差异具有统计学意义。在白种人群体中，最低的是亚拉巴马州，为12%；最高的是密西西比州和北卡罗来纳州，为14%。在非洲裔美国人群体中，最低的是佐治亚州和南卡罗来纳州，为12%；最高的是田纳西州，为16%。在西班牙裔美国人群体中，心力衰竭患者住院率相对较高，其中亚拉巴马州最高，为21%。

表7-2 2007~2013年各州不同种族心力衰竭住院率的差异

名称	白种人			非洲裔美国人			西班牙裔美国人		
	均值	标准差	F	均值	标准差	F	均值	标准量	F
亚拉巴马州	12%	0.034		14%	0.045		21%	−	
佛罗里达州	13%	0.035		15%	0.047		17%	0.045	
佐治亚州	13%	0.039		12%	0.048		19%	0.006	
肯塔基州	13%	0.037		15%	0.055		−	−	
密西西比州	14%	0.038		13%	0.041		19%	0.017	
北卡罗来纳州	14%	0.040		14%	0.045		19%	0.009	
南卡罗来纳州	13%	0.037		12%	0.040		19%	0.000	
田纳西州	13%	0.038		16%	0.047		18%	−	
总计	13%	0.038		14%	0.046		17%	0.041	−
方差分析统计	−	−	8.04[a]	−	−	18.25[a]	−	−	0.47

a. 四类农村分类 $P \leq 0.05$，差异有统计学意义

7.5.3 接受RHC治疗的非洲裔美国人和美国白种人医疗保险患者，经风险调整的心力衰竭住院率趋势

由于西班牙裔群体的观察单位非常小，因此图7-1仅展示了2个种族群体的心力衰竭患者住院率的趋势图。2007年，接受RHC服务的非洲裔美国人和白种人医疗保险患者的比例都相对较高，分别为14.94%和14.51%。这两个群体医

疗保险患者的比例在 2008 年都有类似的下降,然后在 2009 年出现了小幅度上升。自 2010 年以来,这两个群体的住院率都有所下降,非洲裔美国人为 12.55%,白种人为 12.66%。这些趋势表明,ACA 计划实施后经风险调整的心力衰竭患者住院率远低于 ACA 计划实施前。这是 ACA 期对由 RHC 服务的农村医疗保险受益人心力衰竭患者住院率影响的一个粗略衡量。然而,ACA 效应需要更精细的 GEE 来观察,以便通过不同的预测变量对心力衰竭患者住院率进行重复测量。

7.5.4 农村种族风险调整心力衰竭患者住院率

通过单因素方差分析,研究了不同乡村 7 年的经风险调整的心力衰竭患者住院率的差异。表 7-3 显示了农村心力衰竭患者住院率在非洲裔美国人组存在明显的统计学差异,而在白种人组合西班牙裔美国人组没有明显的差异。非洲裔美国人组的比例显示,位于城市化和大型农村地区的 RHC 比例略高于位于小型农村和偏远农村地区。

表 7-3 基于农村分类的种族特异性风险调整心力衰竭患者住院率的单因素方差分析

农村类型	白种人			非洲裔美国人			西班牙裔美国人		
	均值	标准量	F	均值	标准量	F	均值	标准量	F
城市化农村	13.4	0.041	—	14.1	0.046	—	17.5	0.18	—
大型农村	13.2	0.039		14.2	0.045		16.9	0.17	
小型农村	13.1	0.035		13.3	0.046		18.7	0.19	
偏远农村	12.9	0.038		13.5	0.046		18.2	0.18	
总计	13.1	0.038		13.6	0.046		17.4	0.17	
方差分析统计	—	—	2.38	—	—	4.95[a]	—	—	0.76

注:a. 四类农村分类 $P \leq 0.05$,差异有统计学意义

7.5.5 白种人和非裔美国人医疗保险的 RHC 的经风险调整的心力衰竭患者住院率(2007 ~ 2013 年)的潜在增长曲线模型

在心力衰竭患者住院的 RHC 数据的纵向分析中,串行相关性被认为是一个重要的方法学问题,必须解决。7 个研究年度的经风险调整后的心力衰竭患者住院率呈正相关和中度相关。在潜在增长曲线建模和分析中,进一步研究了自回

归率的潜在威胁。由于增长曲线建模需要一个具有所有 7 年比例的 RHC 小组，因此仅对白种人患者组的 336 例 RHC 的进行分析（图 7-2）。

图 7-2 显示了 2 个潜在增长分量，即反映初始状态的截距和年增长率的斜率之间的负值和统计学的明显关系。研究发现，2 个增长因子（截距和斜率）呈明显负相关（-0.587），且有统计学意义。这说明前一年心力衰竭患者住院率越高，后几年的住院率下降越慢。该潜在增长曲线模型与白种人组数据拟合良好，卡方值为 37.509，18 个自由度；NFI=0.866，TLI=0.879，CFI=0.922，RMSEA=0.039。2007～2013 年，各年利率与截距的关系分别为 0.50、0.62、0.56、0.58、0.62、0.59 和 0.56。各年增长率与白种人组斜率的关系分别为 0.00、0.10、0.18、0.27、0.39、0.46 和 0.53。

7.5.6 白种人和非洲裔美国人医疗保险患者经风险调整的心力衰竭住院率的 GEE 分析

GEE 在检查重复测量方面提供了一个独特的视角，如特定种族，风险调整后的白种人心力衰竭患者住院率为 2631 RHC 年，非洲裔美国人为 2005 RHC 年。遵循两步分层回归法。

（1）风险调整后的概率，一个连续的因变量，被独立地回归到每一组。

（2）从每一组预测中，那些有统计学意义的该分析遵循两步分层回归分析：

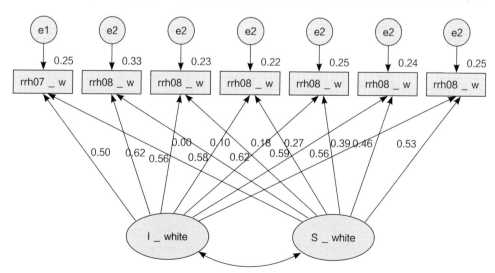

图 7-2　2007～2013 年接受 RHC 服务的白种人医保患者经风险调整的心力衰竭住院率增长曲线模型

①风险调整后的比例，作为一个连续的因变量，独立地回归到每一组的预测因素，如背景、组织和总的患者属性；②从每一组的预测因素中，那些有统计学意义的因素被合并到第二步的回归分析中，并使用后向选择方法。在最后的回归方程中，农村性分为3个虚拟变量（大农村、小农村和孤立的农村地区，以位于城市化地区的 RHC 为参考组）。ACA 前的年份编码为 0，而 ACA 后的年份编码为 1。在最终的回归方程中，农村性被分为3个虚拟变量（大农村、小农村和以位于城市化农村地区为参照组的偏远农村地区）。这个虚拟变量被视为 ACA 对心力衰竭患者住院率的影响。表 7-4 和表 7-5 白种人和非洲裔美国人经风险调整的心力衰竭患者住院率有明显的统计意义。为了说明分析中包含的每个预测因子的相对重要性，我们仅在表中提供明显的有统计学意义的标准化回归系数（参数估计）和相关统计数据。正回归系数表示经平均校正的心力衰竭住院率增加。同样，负回归系数表示，在给定的预测变量中，经调整的心力衰竭平均住院率有所下降。我们还计算了估计方程的边际 R^2，以显示最终模型中所有预测变量解释的心力衰竭患者住院率的总方差。

表 7-4 显示了在 GEE 分析中对白种人 RHC 后的几个有统计学意义的发现：①变量 ACA 周期与 RHC 心力衰竭患者住院率呈反向关系，表现为 ACA 周期的住院率低于前 ACA 周期；②经风险调整的心力衰竭患者住院率因农村分类不同而异，位于小型农村和偏远农村的 RHC 心力衰竭患者住院率较低；③亚拉巴马州、佐治亚州和南卡罗来纳州比美国东南部其他州的心力衰竭患者住院率低；④位于非洲裔美国人比例较高的地区的 RHC 心力衰竭患者住院调整率较高；⑤双重资格状态患者接受 RHC 治疗的比例与经风险调整的心力衰竭患者住院率呈正相关；⑥拥有更多全职同等人员（full-time equivalent，FTE）的 RHC 与经风险调整的心力衰竭患者住院率呈负相关。边际 R^2 显示的预测因子所解释的总方差为 4.77%。

对于接受 RHC 服务的非洲裔美国人，在表 7-5 中观察到总共有 1542 RHC 年的预测变量信息完整，总结了具有统计学意义的结果，具体如下：① ACA 后经风险调整的心力衰竭患者住院率低于 ACA 前；②在 4 种农村分类之间心力衰竭患者住院率无差异；③佛罗里达州、肯塔基州和田纳西州的发病率较高，而南卡罗来纳州的发病率较低；④ FTE 较高的 RHC 比 FTE 较低的 RHC 比例低；⑤贫困人口集中度较高的地区，心力衰竭患者住院率较高。预测因子所解释的总方差为 10.52%。

表 7-4　2631 RHC 年的医疗保险受益白种人患者经风险调整的心力衰竭住院率 GEE 预测因子结果

变量[a]	估值	标准差	95%CI		Z	P
ACA 周期效应	-0.101 5	0.019 3	-0.139 3	-0.063 6	-5.26	< 0.000 1
农村分类						
城市化农村	–	–	–	–	–	–
大型农村	-0.064 7	0.035 8	-0.135 0	0.005 5	-1.81	0.071 0
小型农村	-0.088 8	0.037 1	-0.161 5	-0.016 0	-2.39	0.016 7
偏远农村	-0.097 8	0.037 3	-0.170 9	-0.024 6	-2.62	0.008 8
州						
密西西比州	–	–	–	–	–	–
亚拉巴马州	-0.113 5	0.027 7	-0.167 8	-0.059 2	-4.10	< 0.000 1
佛罗里达州	-0.081 2	0.031 3	-0.142 6	-0.019 8	-2.59	0.009 5
佐治亚州	-0.119 3	0.032 5	-0.183 0	-0.055 5	-3.67	0.000 2
肯塔基州	-0.073 7	0.034 9	-0.142 1	-0.005 3	-2.11	0.034 7
北卡罗来纳州	-0.001 2	0.031 2	-0.062 4	0.060 0	-0.04	0.969 1
南卡罗来纳州	-0.093 3	0.028 4	-0.149 1	-0.037 6	-3.28	0.001 0
田纳西州	-0.026 2	0.027 2	-0.079 6	0.027 1	-0.96	0.335 1
双重资格状态患者	0.061 7	0.028 4	0.006 0	0.117 4	2.17	0.029 8
总 FTE	-0.072 9	0.020 4	-0.011 30	-0.032 9	-3.57	0.000 4

QIC=263 3；QICu=2645；R^2=0.047 7。a. 粗体标记为具有统计学差异

7.6　应用及讨论

经过 7 年的观察，并对 RHC 数据进行分析，使我们能够了解第 4 地区经风险调整后的心力衰竭患者住院率的种族差异。这项实证研究的结果为 3 个研究问题提供了具体的答案。

首先，在过去几年心力衰竭患者住院率有所下降，特别是在 2012 年和 2013 年。心力衰竭患者住院率的这种变化模式反映了《平价医疗法案》的潜在期效应，

表 7-5　1542 RHC 年的非洲裔美国人医疗保险受益者经风险调整的心力衰竭住院率 GEE 预测因子结果

变量[a]	估值	标准差	95%CI		Z	P
ACA 周期效应	-0.094 8	0.023 9	-0.141 8	-0.047 9	-3.96	<0.000 1
农村分类						
城市化农村	-	-	-	-	-	-
大型农村	0.011 1	0.042 9	-0.073 0	0.095 2	0.26	0.795 1
小型农村	-0.061 0	0.049 2	-0.157 4	0.035 3	-1.24	0.214 3
偏远农村	-0.023 1	0.046 7	-0.114 7	0.068 5	-0.49	0.621 5
州						
密西西比州	-	-	-	-	-	-
亚拉巴马州	-0.016 3	0.035 3	-0.085 5	0.052 9	-0.46	0.643 6
佛罗里达州	**0.091 7**	**0.031 8**	**0.029 5**	**0.154 0**	**2.89**	**0.003 9**
佐治亚州	-0.055 9	0.032 0	-0.118 7	0.006 8	-1.75	0.080 8
肯塔基州	**0.108 0**	**0.046 6**	**0.016 7**	**0.199 3**	**2.32**	**0.020 4**
北卡罗来纳州	0.005 5	0.034 2	-0.061 4	0.072 4	0.16	0.871 9
南卡罗来纳州	**-0.113 9**	**0.034 0**	**-0.180 4**	**-0.047 3**	**-3.35**	**0.000 8**
田纳西州	**0.108 3**	**0.029 0**	**0.051 4**	**0.165 3**	**3.73**	**0.000 2**
双重符合患者	**-0.101 3**	**0.045 5**	**-0.190 5**	**-0.012 1**	**-2.23**	**0.026 0**
贫困率（%）	**-0.149 3**	**0.032 3**	**-0.212 5**	**-0.086 0**	**-4.63**	**<0.000 1**

QIC=157 5；QICu=155 6；R^2=0.105 2。a. 粗体标记为具有统计学差异

即通过风险调整同时控制个人住院风险因素的影响。2007～2008 年，白种人和非洲裔美国人的心力衰竭患者住院率都稳步上升，但增长速度相对较缓。潜在增长曲线模型对心力衰竭患者住院率的性质提供了更实质性的解释。由于年率的相互依赖性，在深入分析心力衰竭患者住院率变化的背景、组织和生态预测因子时，需仔细考虑心力衰竭患者住院率的变化。利用 GEE 对预测变量进行仔细分析后，发现预测变量在白种人经风险调整后的心力衰竭患者住院率中所占的方差较小（R^2=0.047 7）。此外，在考虑其他预测因子时，还观察到 ACA 周期

第 7 章 背景、组织和生态因素影响美国东南部 8 个州农村医疗保险受益人心力衰竭住院率的差异

效应（相对于其他预测因子回归系数较强，为 0.091）对白种人心力衰竭患者住院率的影响；ACA 后比 ACA 前的心力衰竭患者住院率更低。由于 ACA 后心力衰竭患者住院率的下降受多种因素的影响，基于系统的干预可能会减少心力衰竭患者住院率，而不仅仅是对白种人和非洲裔美国人心力衰竭治疗方法的改进。以社区为基础的提供者，如 RHC 或社区卫生中心，也可以关注如何降低心力衰竭患者的住院率。因此，RHC 处理可能有助于降低经风险调整后的心力衰竭患者住院率。同样，在非洲裔美国人中也发现了由 ACA 正面效应引起的心力衰竭患者住院率的变化。

其次，在观察的 7 年里，非洲裔美国人组的心力衰竭患者住院率在不同农村地区没有明显差异，而白种人组的心力衰竭患者住院率在小型农村和偏远农村地区有明显的差异；对于白种人群体，位于小型农村或偏远农村地区的 RHC 心力衰竭患者住院率似乎略低于大型农村。

最后，人口、社会经济因素和 RHC 患者的综合因素似乎可以解释经风险调整后心力衰竭患者住院率的变化。更具体地说，具有双重资格状态的人所占比例反映了 RHC 医疗保险患者相对较差的社会经济水平和健康状况。该变量与心力衰竭患者住院率呈正相关，且有明显的统计学意义：可以发现，符合双重资格状态的患者数量越多，心力衰竭患者住院率就越高。值得注意的是，在多个 RHC 年观察到的白种人和非洲裔美国人中，RHC 的总 FTE 与风险调整率呈负相关。对于非洲裔美国人，位于较高贫困率地区的 RHC 通常经风险调整后的心力衰竭患者住院率较低。

提出的实证结果是相对稳健的，因为 GEE 对 RHC 年纵向数据的分析包括风险调整方法，可消除 RHC 患者的差异。然而，这项研究可能会受到一些限制。第一，以 RHC 年为分析单位，用老年心力衰竭医保患者的住院赔付额来衡量，衡量是基于利益事件。我们不能推断在 RHC 服务地区的医院实践的可变性可能导致心力衰竭患者住院率的差异。第二，背景、组织和生态因素哪些与 RHC 相关，哪些与医院相关。我们的目的是确定 RHC 和社区地区的特征，反映县和聚集的 RHC 患者的属性，可以解释在多个 RHC 年的住院率变化。第三，由于本调查的目的是关注心力衰竭患者住院率的可变性，识别住院率高得多的心力衰竭患者可以说明需要进一步加强对特定心力衰竭患者群体所需的门诊或初级保健服务。由于我们的数据仅限于第 4 区东南部的 8 个州，因此无法全面探索美国 RHC 心力衰竭患者住院病例的地区差异。第四，供给侧变量，如医院市场竞争，从医

院中心到最近医院的旅行距离,以及模型中的医院类型,未考虑到此医院为中心的分析的单位。第五,在分析心力衰竭住院病例时,可以进行三水平多变量分析,包括患者、医院和社区水平预测变量之间的相互作用项。此外,其他努力,如社区支持通过疾病管理或协调护理促进心力衰竭患者的过渡护理或急性期后护理,也可能与心力衰竭患者住院率下降有关。

这项调查让我们了解到,在农村地区,白种人患者的 RHC 心力衰竭患者住院率在统计学上有明显差异,而非洲裔美国人医疗保险受益者没有。未来的研究应该使用美国心脏病学会的心力衰竭严重程度的 5 种分类来解决 RHC 患者心力衰竭状况阶段的变化。此外,在未来的农村心力衰竭健康研究中,还应进一步探讨发现心力衰竭患者住院差异的根本原因或机制,以及实施有效可行的组织或社区干预措施。

7.7 结论

有研究提供的证据表明,在系统框架下背景、组织和生态因素对心力衰竭患者住院率的变化有影响。农村医疗保险受益人的心力衰竭患者住院率因 ACA 和各州的不同而异。2010～2013 年,美国 8 个州的心力衰竭患者住院率稳步下降。在白种人和非洲裔美国人群体中都观察到 ACA 对心力衰竭患者住院率的周期效应。除了 ACA 的影响,CMS 医院再住院减少计划和其他质量改善计划可能也是造成心力衰竭患者再住院率下降的原因。为了充分了解 ACA 和其他干预的共变或协同效应,研究人员必须设计和开展更加深入的研究,以调查农村地区多年来的医院实践变化。

本研究通过对心力衰竭住院患者进行纵向分析,为心力衰竭系统的差异研究提供了证据。结果显示,尽管种族差异确实起重要作用,但并不是单个手术因素单独影响经风险调整后的心力衰竭患者住院率的变化(Williams et al, 2013; Wolinsky et al, 1989)。一般的 RHC 结构特征,如设施年龄、所有权和提供者为基础的实践,没有解释心力衰竭患者住院率的任何统计上的明显差异的原因。在这项研究中,患者的背景、组织和生态因素应该考虑在干预研究的设计和实现中,以如说通过预防和增强农村医疗保险受益人的心力衰竭管理,以及使用适当的激励计划或惩罚,来解决心力衰竭患者住院率高的问题。我们的研究结果也证实,考虑特征(贫困人口百分比)和以 RHC 为基础的组织因

第 7 章　背景、组织和生态因素影响美国东南部 8 个州农村医疗保险受益人心力衰竭住院率的差异

素（RHC 的总 FTE）对非洲裔美国患者在解释心力衰竭患者住院的可变性方面的重要性（Herrin et al，2015）。然而，对于白种人，在组织层面测量的变量，如医疗保险患者的双重资格状态和 RHC 雇用的总 FTE 应在未来制订医院奖励支付公式时考虑。本研究的结果也重申了一些现有的研究文献（Gao et al，2014；Jackson et al，2013；Rosano et al，2014）。此外，应该仔细制订一种以证据为基础的方法，以指导心力衰竭患者住院实践的有效和高效改变，以及使用基于社区的护理模式，如过渡护理和移动医疗管理技术。此外，需要使用远程心内科、通信系统和心力衰竭疾病管理等干预项目来减少心力衰竭患者的住院率和再住院率（Riegel et al，2002；Roth et al，2004）。

附录 1　研究变量及其操作定义

变　量	代　码	操作定义
背景因素		
大龄		符合医疗保险条件的乡村人口数量（65 岁及以上）
女性		乡村人口为女性的人数
贫困人口比例		乡村人口数量达到贫困水平的 200%
非洲裔美国人		乡村非洲裔美国人人口的数量
西班牙裔		乡村西班牙裔人口的数量
本土美国人		乡村本土美国人的数量
白种人		乡村白种人的数量
乡村类型	1：城市；2：大农村；3：小农村；4：偏远农村	基于 RUCA 代码的四类：城市（1.0，1.1，2.0，2.1，3.0，4.1，5.1，7.1，8.1，10.1）；大农村（4.0，4.2，5.0，5.2，6.0，6.1）；小农村（7.0，7.2，7.3，7.4，8.0，8.2，8.3，8.4，9.0，9.1，9.2）；偏远农村（10.0，10.2，10.3，10.4，10.5，10.6）
ACA 周期效应	0：2010 年之前（2007～2009 年）；1：2010 年之后（2010～2012 年）	ACA 对 RHC 表现的潜在期效应

（续 表）

变 量	代 码	操作定义
州		第 4 区域：以 MS 作为参照组，创建了 7 个虚拟变量；AL，FL，GA，KY，MS，NC，SC，TN
组织因素		
RHC 年		医疗保险认证参与 RHC 计划的年数
员工组成及规模		医师人数 + PA + NP FTE
基于实践的提供者	1= 基于 RHC 的提供者；0= 独立的 RHC	RHC 类型
拥有权		根据 9 种分类中的 1 种 RHC 控制类型（针对"12"型 RHC）
个人因素		
医疗保险受益人口的规模		总 RHC 患者
女性患者的百分比		65 岁及以上女性患者人数（以患者总数的百分比表示）
非洲裔美国患者的百分比		非洲裔美国人 65 岁及以上的患者人数（以占总患者的百分比表示）
西班牙裔患者的百分比		西班牙裔 65 岁及以上的患者人数（以占总患者的百分比表示）
本土美国患者的百分比		本土美国 65 岁及以上的患者人数（以占总患者的百分比表示）
白种人患者的百分比		白种人 65 岁及以上的患者人数（以占总患者的百分比表示）
符合双重条件的患者的百分比		医疗保险计划受益人人数在 1 年内至少有 3 个月的双重资格

第三部分

在人口健康管理的实践与研究中实施和优化卫生信息技术

Implementing and Optimizing the Use of Health Information Technology in PHM Practice and Research

第 8 章

慢性病护理的健康信息学研究与创新：个人健康记录的应用

Health Informatics Research and Innovations in Chronic Care Management: An Experimental Prospectus for Adopting Personal Health Records

> **摘　要**：本章重点介绍以患者为中心的护理管理技术，结合个人健康记录（personal health record，PHR），用于改善医患沟通、护理的连续性、药物管理及在社区卫生中心的护理管理。本章进行了一项随机试验，用来评估以患者为中心的护理管理技术如何对一系列卫生保健结果指标产生影响。
>
> **关键字**：个人健康记录；健康信息技术；以患者为中心的护理；复杂因子设计；随机试验

8.1 前言

在社区卫生中心或门诊护理部门使用一种理想的护理管理技术，使患者的安全和就诊质量可以通过以患者为中心的健康系统得到提高。目前，患者与临床医生的积极沟通已被证实与患者满意度的提升和健康结果相关（Glasgow et al，2001；Ishikawa et al，2005）。在门诊护理中，个人健康记录（personal health record，PHR）和健康信息技术（health information technology，HIT）的协同作用可能在患者护理、满意度、安全性和护理质量方面起关键作用。迄今为止，几乎没有证据表明个人健康记录的价值，尤其是对服务不足的人口、少数民族及老年人口的价值。目前尚不清楚个人健康记录与一个健全的教育培训计划相结合，是否可以降低门诊医疗事故风险，改善医患沟通，增加以患者为中心的护理效果，以及产生更好的预后（医患满意度）和结局（生活质量和健康状况）。

本章重点介绍以患者为中心的护理管理技术，结合个人健康记录，用于改善医患沟通、护理的连续性、药物管理及在社区卫生中心的护理管理。本章进行了一项随机试验，用于评估以患者为中心的护理管理技术如何对一系列卫生保健结果产生影响。此外，还将帮助在社区医疗中心采用健康信息技术有困难的人口，如老年人口、少数民族人口和服务不足的人口。

更具体地说，制定了以下 4 个目标。

(1) 确定可行的健康信息系统的程序，以发现一组普遍认同的个人、健康和医疗保健变量，这些变量聚集在一个具有理论意义的框架中，并为研究教育和实践构建数据库。

(2) 评估个人健康记录（包括电子版个人健康记录和纸质版个人健康记录）对门诊护理管理的效果，衡量标准为：①护理的连续性；②医患沟通；③患者和临床医生的满意度；④检测药物不良事件；⑤医疗资源的使用［患者就诊率、实验室检查和影像学检查的检测次数、急诊室就诊次数（每 6 个月 >1 次）、住院次数（过去 12 个月 >1 次）］；⑥健康相关生活质量（HRQOLc）；⑦健康状况。

(3) 在社区医疗中心为服务不足的患者群体，尤其是 50 岁以上的少数民族患者，分别找出推进和阻碍实施个人健康记录的因素。

(4) 为实施以患者为中心的护理管理技术制订一个宣传计划。

8.2 研究背景与意义

在《跨越质量鸿沟》(*Crossing the Quality Chasm*) 一书（Kohn et al, 2000）出版后，以患者为中心的护理成为优质护理和患者安全的指标，同时该书也是 21 世纪重新设计医疗保健的蓝图。以患者为中心的护理被定义为医患之间的合作，是通过加强医患沟通（包括陪护者或家人）和患者安全机制来实现的。当患者被纳入为自身的护理人员时，以患者为中心的护理作用将得到增强（Ishikawa et al, 2005；Wagner et al, 2001；Greenfield et al, 1985；Greenfield et al, 1988）。

个人健康记录的使用是一种以患者为中心的现象（Noblin et al, 2012；2013）。电子版个人健康记录和纸质版个人健康记录的内容均至少包含患者的主治医生和护士信息列表、过敏史、用药记录及个人信息列表。最新的研究表明，用药记录、病历及既往史查询，以及电子版个人健康记录改善了医患间的沟通（Arar et al, 2005；Naik et al, 2005；Ross et al, 2004；Wang et al, 2004；Wells et al, 2004；Roblin et al, 2009）。迄今为止，几乎没有文献表明，电子版或纸质版个人健康记录可提高患者的医疗安全性，以及提高门诊医疗机构护理有效性。

个人健康记录应用的意义为在概念、方法、实践和政策上对提高患者医疗安全性和门诊护理质量做出了贡献，具体如下。

8.2.1 以患者为中心的护理管理技术的概念制定

数字保健或移动保健可能会改变人口保健的方式。目前迫切需要制定以患者为中心的护理管理技术的概念。因此，目前重点是寻找构成理想的以患者为中心的护理管理技术的组件。使用个人健康记录的门诊医疗软件应具有增强医患沟通连续性的潜力，远期益处可能包括缓和医患关系、增加医生对患者的了解及提高患者依从性，避免进行重复的辅助检查，最终提高患者医疗安全性。

以患者为中心的护理管理的基本原则是改善护理的人际关系和医患沟通。目前美国医学研究所（2000）已全面呼吁提高美国医疗质量的首要目标是护理的连续性。2006年美国医师学会（the American College of Physicians，ACP）将护理的连续性作为医疗保健中心的新主题。因此，当务之急是寻找科学证据，以支持扩大个人健康记录作为以患者为中心的护理管理技术的一部分是有必要的这一观点。

8.2.2 保健成果在方法上的严谨性和评估

医疗服务的研究和评价是以科学原则为基础的（Wan，1995）。在得出任何关于以患者为中心的护理模式的有效性的强有力的证据之前，对患者结局的评估应通过实验设计来消除近期和远期结局的因果关系。此外，研究设计应该梳理出干预变量对结果的主要影响和相互作用。

8.2.3 以患者为中心的护理管理技术的循证知识和最佳实践

在过去的20年，学者通过使用护理管理技术，共同努力设计和实施以患者为中心的护理理念。近年来，以下因素直接导致循证医学/实践的爆炸式增长：人口老龄化、医患人员期望值的提高、新信息技术的普及、疾病管理模型的发展，以及对康复环境需求的提高（Wan，2002）。目前已经收集了大量临床和管理数据，但是可以产生数据并用于改善医疗保健过程和结果的数据库很少，这类数据库需要建立知识储备库，以供决策者、提供者、管理员、设计者、研究人员和患者使用。循证知识使用户在制订政策、建设决策等方面具有竞争优势，从而可改善个人和公共健康（Wan et al，2003）。此外，通过在标准项目中使用科学原理，可以从决定因素和护理管理干预的最佳实践模型中获得新知识。

8.2.4 人口健康政策考量

美国公共卫生服务局阐明了公共卫生的两项主要任务是改善护理质量和减少医疗条件差距，这就需要全新的护理策略来提供指导，以减少医疗保健和健康状况方面的差距，特别是与少数民族有关的差异。本章将通过系统性回顾的方法，为了解健康信息技术如何影响全球人口健康和管理提供科学依据。

8.3 回顾健康信息技术对人口健康管理的影响

Dorr 等（2007）对 109 篇关于应用健康信息技术对护理管理影响的文章进行回顾性分析，发现 67% 的回顾性研究及 94% 的观察性研究表现出健康信息技术的积极作用。更具体地说，目前他们记录了使用 EHR 系统、人口健康管理报告、电子排班和个人健康记录已产生了有益结果。他们还指出阻碍健康信息技术应用的障碍主要是成本、数据隐私和安全问题，以及未能考虑的工作流程（Dorr et al，2007）。

Williams 和 Wan（2016）研究了家庭医疗机构为心脏病患者提供远程监控的意义，他们发现从远程监控获得的信息在很大程度上影响了患者再住院时的医疗方案。他们主张对远程监控技术的投资应同步进行，使临床治疗方案与实践中的质量目标保持一致。

Bauer 等（2014）回顾性分析了如何通过使用移动医疗技术来加强协调护理。他们明确指出，需要通过以患者为中心的护理、循证实践、以人口为基础的护理和负责任的护理等原则进行整合，以提高护理质量。在慢性病的护理中利用健康信息技术，优化创新护理服务系统转型过程中的效率和质量。

Unertl 等（2015）通过对 5 个卫生信息学研究项目的跨案例比较，确定了将社区参与性与信息学方法相结合，可提高服务不足人口的参与度。同时在促进人口健康的过程中，使用医疗保健技术是促进医患互动的有益机制。

8.4 研究设计与评价

分析框架包括知识（K）、动机（M）、态度（A）、实践（P）和结果（O），即 KMAP-O 模式。

图 8-1 阐明了患者护理的结果如何直接影响预防性实践，并了解患者知识水平、动机和态度变化水平对预防性实践产生的间接影响（Wan et al, 2017）。此外，使用个人健康记录作为干预措施有望直接影响 KMAP-O 模式。

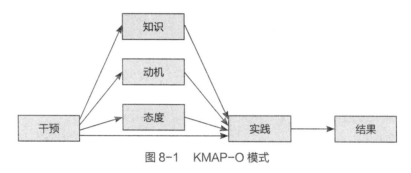

图 8-1　KMAP-O 模式

8.4.1 研究设计：一个包含 2 种干预的复杂因素设计

设计一项评价方案，用于评估不同的个人健康记录模式在健康结果、护理连续性、医患沟通、药物干预、前哨事件和药物不良事件（adverse drug event，ADE）方面对患者健康所产生的影响。据推测，3 种不同类型的个人健康记录模式的干预对患者健康结局具有不同的影响。实验设计中具有 2 个独立的治疗变量和 1 个相互作用变量。4 个社区卫生中心将被随机分配，第一个干预组是电子版或数字化个人健康记录的应用，第二个干预组是纸质版个人健康记录的应用，第三个干预组是电子化和纸质版的联合应用，第四个干预组是对照组，不使用个人健康记录和以患者为中心的常规护理（表 8-1）。

表 8-1　干预计划

组　别	A（e-PHR）	B（p-PHR）
1	X	O
2	O	X
3	X	X
4（对照组）	O	O

注：X 表示干预存在，而 O 则表示没有干预

8.4.2 研究变量的调查

SF-12v2 健康调查 SF-12v2 是一个有 12 项自我管理的问卷调查工具，需要 2～3 分钟来完成，可评估总体健康状况。它是人口健康调查中的首选工具，也被广泛用作筛查工具。SF-12 测量分为 8 个量表，包括生理功能、生理角色表现、情感角色表现、活力、社交功能、身体疼痛、一般健康感知和心理健康，结果通常显示为 8 个量表或 2 个总结量表，用于了解身心健康水平，因其对变化非常敏感，故在监测各种疾病状态等方面也非常有用，现已被广泛使用。

医疗保健研究和质量控制中心已经开发了一个关于医患交流和医疗保健系统经验的调查工具，即医疗保健提供者和消费者的评估（the Consumer Assessment of Healthcare Providers and System，CAHPS）。从 CAHPS 临床医生和群体调查中收集的所有数据都可以与国家 CAHPS 基准数据库（the National CAHPS Benchmarking Database，NCBD）共享。

健康相关生活质量（health-related quality of life，HRQOL） 可以使用 WHO 生活质量测定量表（the World Health Organization quality of life, WHOQOL-BREF）进行评估。WHO 生活质量项目始于 1991 年，其中包括 26 项评估工具，是为衡量国际跨文化人口的生活质量而开发的，且是经过广泛的现场测试且与世界各地共同合作开发的，主要根据个人的文化和价值观及个人目标等对他们进行评估，其领域包括身体健康、心理健康、社会关系和周围环境。

以患者为中心的护理调查（patient-centered care survey，PCCS） 是一项关于医患沟通的调查，包含了医生对患者病情的询问、患者进行自我护理的能力，以及在重视健康和预防疾病方面实际行为的改变等。我们将使用李克特量表（Likert scale）开发和验证各分量表，以科学地分析变量。

8.4.3 干预措施的描述。实验方案：个人健康记录教育培训

在对特殊人口进行教学分析和需求分析之后，将实行电子版个人健康记录和纸质版个人健康记录的教育培训，其中包括少数民族、老年人和服务不足的患者。在制订教育培训计划之前，将招募志愿者进行需求分析，为医护工作人员提供教育培训，使他们能够将个人健康记录作为一种沟通工具。干预措施的培训内容将应用社会认知学理论，Bandura（1997；1986）认为社会认知学理论是学习者的外部环境、行为和个人因素（即个人信念、特征和经验）之间的趋同关系。有学者发现功效信念、现实构想、行为和环境因素会融合并影响他人

的生活，而教育者的观点也会影响学者对教学的反应，特别是有关技术方面的问题（Bagozzi et al，1992；Bandura 1982，1989，1993，1997；Compeau et al，1999；Rogers et al，2004）。

迪克，凯里"教学系统设计"模型已被广泛用于开发商业、政府和工业的教学，并允许进行包括技术培训的特殊要求在内的教学分析和需求分析（Gustafson et al，2002），也允许为老年人、服务不足的人和少数民族人群提供专项培训。最新的文献表明，在进行培训时，年龄、性别和文化背景是特别需要重点考虑的因素，特别是涉及使用技术时（Ilie et al，2005；Karavidas et al，2005；Matanda et al，2004；Morris et al，2000；Richardson et al，2005）。

医疗中心将对临床工作者进行随机干预培训，其中包括纸质版或电子版个人健康记录，以及个人数字助理（the personal digital assistant，PDA）的使用。随机分配到 e-PHR 的医疗中心将形成一个便携式工作站，便于 e-PHR 的使用。

- 使用电子版个人健康记录（e-PHR）的患者：患者携带他们的 USB 来进行访问（或者我们在线访问其 e-PHR），并使用 CapMed 检测药物安全性，药物清单也会在患者的 USB 和 PDA 上更新。
- 使用纸质版个人健康记录（p-PHR）的患者：患者带着他们的 p-PHR 到医院就诊，护士将药物清单和其他需更改的信息扫描成 PDF 格式，然后下载到 PDA 上。

使用 e-PHR 的患者 使用"嵌入式患者教育"，将特定疾病的教育和 http://medlineplus.gov/ 或 http://nihseniorhealth.gov 的链接放在 CapMed USB 上。

使用 p-PHR 的患者 将特定疾病的教育及 http://medlineplus.gov/ 或 http://nihseniorhealth.gov 链接打印出来，以便患者随身携带。

重要说明：医护人员应协助患者检查上传的信息。

8.4.4 CapMed 个人健康记录

自 1996 年 CapMed 个人健康记录建立以来，该公司一直使用电子医疗和保健数据补充个人健康记录的数据。CapMed 团队在不同的标准委员会和互操作性计划中发挥着积极作用，旨在医疗保健提供者、支付者、药房等和个人健康记录之间实现完全互操作性。如图 8-2 所示，CapMed Web 服务器的构建旨在促进标准数据的交换，并与其他在线网络互通。CapMed 个人健康记录是少数几个能够支持以 ASTM 连续护理记录格式、HL7 临床文档体系结构（clinical document architecture，CDA）的护理记录汇总格式和协调的 ASTM/HL7 CDA 连续护理文件（continuity of care document，CCD）格式交换临床数据的个人健康记录系统之一。它的互操作性模式允许我们根据需要快速转换和支持 mat 的其他数据，包括专有数据结构。

8.4.5 技术结构说明

如图 8-2 所示，CapMed 的技术结构是以个人健康记录用户和 CapMed Web 服务器为中心，个人健康记录与外部数据源之间的所有通信均通过 CapMed Web 服务器进行。CapMed Web 服务器是在 Microsoft.net 开发环境下基于面向服务架构（service-oriented architecture，SOA）而构建的，这使 CapMed 能够在 Web 服务器上使用基于标准的数据源实现新接口，而对已部署的个人健康记录软件几乎没有影响。

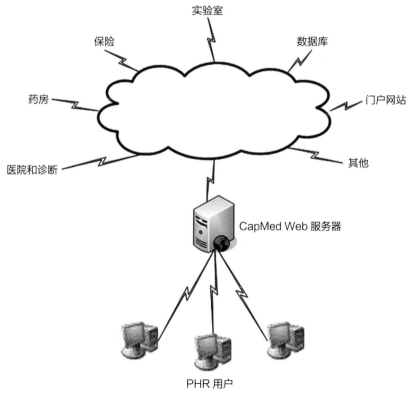

图 8-2　CapMed 互操作性概述

8.4.6 数据导入/导出

CapMed 互操作性组件支持以多种格式和标准向个人健康记录中导入和导出数据。如前所述，其互操作性组件支持 ASTM CCR 和 HL7 CDA、CCD 标准。CapMed 正在不断地为其互操作性组件添加额外的标准，如 NCPDP 和 X12。除了导入和导出标准数据，CapMed 还支持专有数据格式，如医疗警报紧急数据存储库等。

除了电子数据传输，CapMed PHR 还支持将报告保存为 PDF 格式，可以将其传输到医护人员手上，并将标准数据合并为 PDF 形式，以提高阅读能力和运输能力。

最后，CapMed PHR 几乎允许所有电子文档导入个人健康记录。因此，患者可以附上他们的体检报告扫描件、账单等，以便与他们的主治医生沟通。

8.4.7 遵守 ASC X12、HL7 和 CCR 技术标准

CapMed 用于存储和交换信息，并可以与支持这些标准的任何应用程序交换信息。该公司使用 HL7 和 CCR 标准与 20 多个不同 EMR 供应商连接，在信息交换的技术方面及互操作性展示方面发挥了积极作用，该互操作性组件旨在支持端口快速集成附加标准及在 CapMed 的核心技术可以自定义解决方案。

CapMed PHR 是一个数据充足且完全符合 AHIP 标准的数据库，包括自动填充所需信息，同时允许使用者输入任何附加信息。此外，CapMed PHR 还可以根据患者的要求提供医疗数据。

8.4.8 医疗（生物识别）设备上传

CapMed PHR 可将家庭监测设备（如血糖仪、磅秤、胆固醇仪和血压监测器）监测的结果上传到个人健康记录，以便跟踪随访结果。

8.4.9 图像（如放射学）

CapMed PHR 支持附加外部文件，如图像（X 线、CT 扫描、心电图、超声波）、扫描的医疗账单、出生证明、保险卡副本和其他任何重要信息。

8.4.10 与 EMR 应用程序接口

CapMed 一直遵循 HL7 和 CCR 标准，使用 IHE 交换器与 20 多个不同 EMR

供应商连接。到目前为止，在 TEPR 2004 和 CCR 2006 及 HIMSS 2005、2006 和 IHE 2007，以及 NCHICA 2006 IHE 互操作性展示中，CapMed 与多个 EMR 供应商和其他数据来源（如保险公司和药房）的互操作能力一直处于领先地位。在 2006 年 5 月 21～24 日的 TEPR 会议上，ASTM 评审小组决定将 CapMed PHR 列为首位个人健康记录。

8.4.11 研究项目中参与者的流程

医生 项目保密和参与协议→知情同意→预测试→培训→患者就诊→ PCCS 交流调查（每次就诊）→焦点小组汇报。

医院工作人员 类似于上面提到的医生的流程，包括以下内容：项目保密和参与协议→培训→参与项目→焦点小组汇报。

患者 知情同意→预测试→培训→个人健康记录提醒→上门拜访（超过 12 个月）→ PCCS 沟通调查（每次上门拜访时重复）→后期测试→焦点小组汇报。

结构方面是组织组成部分：e-PHR、p-PHR、医疗工作者（如行政人员、药剂师、护理人员和临床医生）及其临床经验、文化水平，以及纸质版和电子版个人健康记录格式。流程组成部分是患者 - 医生流程，即患者的实际护理，其中包括评估、计划、交付（患者的教育和培训）及患者护理结果的评估。

8.4.12 参与者

对参与者进行随机分配，包括以下 4 种干预措施：e-PHR、p-PHR、e-PHR 和 p-PHR，以及等待名单 / 对照组。将对所有参与者进行教育培训，以使用 p-PHR 和（或）e-PHR 或将其放置在等待名单（对照组）。在使用 p-PHR 和 e-PHR 的干预结束后，将为对照组提供培训。

8.4.13 以诊所作为研究地点

可以从社区中选择多个诊所，并将参与者分配到一项为期 12 个月的个人 e-PHR 和 p-PHR 的随机临床试验。设定纳入标准，其中包括年龄、性别、健康状况、一般认知能力等。

8.4.14 评估

本实验项目将产生丰富的结果评价和数据，并为方案评价提出多个重复措施，各数据进行差异统计学分析。此外，评估干预措施对近期（患者满意度）、中期（PRG 的可用性）和远期（HRQOL）结局的有效性。

8.4.15 在人口健康管理中使用决策支持系统或软件

许多供应商和 IT 公司已经开发了各种决策支持系统或软件，以提高数据的可用性，但是人口健康管理软件仍有待开发。桑德斯健康催化剂公司（2017）提出了选择特定软件或分析软件的指导原则（https://www.healthcatalyst.com/wp-content/uploads/2014/02/Population-HealthManagement-v03-modified.pdf），将每个公司的产品与 12 个完整开发的软件标准进行比较。这些标准包括患者注册表、精确的提供者归属、患者登记册的准确内容、临床和费用指标、基本临床实践指南、风险管理范围、获取外部数据、与患者沟通、教育和吸引患者、复杂的临床实践指南、护理团队协调，以及跟踪具体结果。这些标准有助于评估人口健康管理操作的成熟度。桑德斯健康催化剂公司主张，在使用人口健康管理软件的系统功能和操作方面，前 6 项标准与后 6 项标准相比处于较落后的阶段。

8.5 人体受试者保护

8.5.1 纳入标准

对于受试者建议遵循以下标准：60 岁或以上的年龄；在过去 1 年里去过 1 次及 1 次以上社区门诊就诊的患者；居住在社区中；可以使用电话；愿意参加个人健康记录的培训；至少提交其 p-PHR 或 e-PHR 用药记录，并将其作为医患沟通工具，并使用个人健康记录 1 年；愿意配合调查；随机分配给 4 个组。

8.5.2 健康保健提供者/临床医生的作用

在每次患者访视后，医生都会参与评估医患沟通的相对有效性。

8.5.3 隐私与安全

电子健康数据交换系统必须保护个人信息的完整性、安全性、私密性和机密性。提供或管理个人健康信息的所有实体（研究中的合作伙伴），无论是否定义为 HIPAA 涵盖的实体，都应遵守适用于 HIPAA 覆盖的实体的隐私和安全规则。

8.5.4 受试者保护

这是人体研究，符合临床研究的定义。在整个项目中，都应该通过干预和与个人的互动来收集数据。数据初步收集后，所有可识别的 PHI 个人健康信息将会加密保存。

8.5.5 数据安全与监控计划

本研究对受试者的风险应由数据安全与监视委员会（Data Safety and Monitoring Board，DSMB）进行监视和审查。该委员会由 4 名或 4 名以上的专业人士组成，他们每季度最少召开一次会议，如有必要，还可以进行电话会议。

（1）审查受试者的知情同意书，并提供适当的口语译本，并在同意后进行测试，以便所有受试者都了解研究的过程和细节。

（2）审查所有不良事件，分为相关不良事件和不相关不良事件。所有相关不良事件将按照中央佛罗里达大学机构审查委员会的要求进行报告。如果认为无关，文档将保留为主题记录的一部分；如果认为相关，董事会将酌情进行调查，调查结果应包括在提供给大学内部审查委员会和项目资助机构的不良事件摘要报告中。

（3）监测个人健康记录技术的使用和数据收集，以确保在研究过程中的每个步骤都考虑主题数据的安全性和隐私性。任何违反隐私或安全漏洞的行为都将视为不良事件。为确保审判期间隐私和安全问题得到解决，可随时提出建议并进行修改。

（4）回顾性分析来自患者和临床医生的满意度，以及患者与临床医生沟通调查的原始数据样本，以发现可能对实验产生不满意，从而导致负面的医患互动的情况。

（5）从数据清理和统计分析中查看选定的方案和结果，以确保准确性和一致性。

8.5.6 终止研究的标准

如果发现使用个人健康记录导致不良事件数明显增加，数据安全与监视委员会应立即终止该研究。

8.5.7 干预的可持续性

作为社区活动的一部分，宣传者应继续进行使用 p-PHR 和 e-PHR 的培训。

8.6 结论

研究小组应同时对个人健康记录进行实施和评估，对所提议的个人健康记录干预措施进行疗效的评估，可能会揭示部分缺点和优势，这也是慢性病管理急需的。在人口健康管理计划中倡导此健康信息学实验，是由于它使群体对健康行动更为积极，从而提高自我效能或自我护理能力。此外，研究还表明，不同种族和社会经济群体在使用个人健康记录方面存在差异（Roblin et al, 2009），为了填补这一利用率缺口，必须提高居民对个人健康记录的可及性。

第 9 章

服务缺乏和医疗贫困人口的综合保健和扩大健康保险设计

Design of Integrated Care and Expansion of Health Insurance for the Underserved and Medically Indigent Population

> **摘　要**：美国医疗体系未能通过社区医疗中心提供的综合医疗服务。医疗补助危机在美国每个州都是普遍存在的，并对急诊部门的运作和职能产生了不利影响。拟议的医疗补助受益人管理式护理计划是一种尝试，旨在开发应用卫生信息技术（HIT）重新设计或重组基于社区的交付系统的基本原则。本章阐明了重要的综合护理原则，用于重组社区卫生中心时，以及面向美国缺乏服务的人口。我们提出了在设计基于社区的交付系统时使用卫生保健信息技术的方案。基于社区卫生服务中心的最佳实践，可分析影响其有效性和效率的因素。制订综合护理管理计划的原则，并讨论了基于 HIT 的交付系统的预期结果。
>
> **关键词**：贫困人口护理；医疗补助计划；医疗信息技术；社区护理；综合护理；社区保健中心

9.1　前言

尽管美国在 2005 年成为世界上全球化程度最高的五个国家之一，综合表现排名前七，但美国的健康排名要差得多，为全球第 17 位（U.S.Neus，2017）。医疗保健质量排名全球第 37 位，人口健康排名全球第 72 位，人们越来越担心美国的医疗保健体系不安全。根据具有开创性的医学研究所（Institute of Medicine，IOM）的报告，"犯错是人的本性"（To Err is Human），以及"跨越质量鸿沟"（Crossing the Quality Chasm），这种恐惧是基于事实的（Briere，2001；Donaldson et al，2000）。这些报告提示，美国的医疗体系确实不安全，而且质量很差。复杂性的增加、糟糕的系统设计和信息技术（information technology，IT）的不充分使用加剧了这些问题。为了提高美国医疗体系的完整性和卓越性，

IOM提出了患者安全、有效性、效率、以患者为中心、及时性和公平性6条原则来指导未来的医疗体系改革,以跨越质量鸿沟(Briere,2001),这些想法都被纳入了本研究。

尽管健康信息技术(health information technology,HIT)的使用使患者安全方面的问题有明显的改善,但减轻更大的医疗系统故障的关键在于更全面、动态的干预(Enthoven et al,2005;Shortell et al,2004)。加强对患者安全的保护,并最终实现对卫生系统安全的保护,需要关注更广泛的根本问题。这一关注使人们重新思考如何更好地管理和利用信息,即以患者为中心的医疗服务。这种对健康信息技术扩展的方法被称为知识管理(Wan,2002)。知识管理理论认为,仅收集、控制和组织信息以进行有效的回忆和交流是不够的。相反,知识管理提倡将技术注入的效率与提供保健的及时性、适当性和有效性相结合。本章阐述了一种创新思想,该思想将基于健康信息技术的知识管理实施到医疗补助管理的护理模式中,以保护该项目的经济和临床安全。

9.2 背景

目前美国佛罗里达州将其州预算的15.5%用于医疗补助支出,如果该比例的增长不受束缚,其有可能在几年内攀升至50%。医疗补助计划是针对未参保、保险不足和弱势群体的主要项目,是佛罗里达州不能失去的关键项目。目前要理解美国佛罗里达州立法机构批准的强制私有化/按人头计算的计划将如何影响项目的效率、效力、公平和医疗质量还为时过早。美国的每个州都在努力保护其项目和患者(Alker et al,2004)。

限制成本是必要的,但为了确保医疗补助计划的长期医疗经济安全,重新评估提供护理的战略也是必要的。知识管理策略整合工具将提高质量,包括改善保健提供者之间的通信、疾病和健康,以更容易获取知识,获得关键的信息(如药物剂量与其食物、药物和生活方式的相互作用),预防和筛查提醒,以及其他类型的决策支持,可促进开展准确、适当的卫生保健。

最近针对特定疾病的患者安全的控诉引起了人们对卫生系统安全不足这一更广泛问题的关注。本章以健康信息技术在保护个人患者安全方面的成功经验为基础,通过将知识管理的动态策略扩展到状态管理的医疗补助系统来扩展其应用。

我们提议进行一项试点研究，以评估一项名为"综合护理管理计划"（integrated care management plan，ICMP）的新计划，该计划是在位于美国佛罗里达州黑斯廷斯的农村社区卫生中心应用知识管理（医疗技术与护理管理的整合）。通过对美国 650 个社区卫生中心（community health center，CHC）的纵向分析及其在美国的表现，我们的研究团队确定了与更高的 CHC 效率和临床表现相关的因素，若根据这些因素制定出规范性的模型，CHC 即可实现高绩效。识别和沟通那些影响健康中心临床表现和经济安全的因素，并根据这些因素制定出一个管理式保健模式的框架，最终服务于州医疗补助计划的用户。

9.3 目的

本章阐述了一种策略，即通过基于创新型医疗信息技术的知识管理模型，将医疗补助管理的医疗服务的医疗经济安全性恢复到良好的健康状态，并提出了一种双管齐下的经济安全的保健方法。

（1）利用健康信息学研究实验室（health informatics research lab，HIRL）数据，规定 CHC 最佳性能实践。

（2）应用知识管理，围绕步骤（1）确定的基准开发医疗补助管理医疗服务交付模型。

9.4 综合护理管理计划的原则

以下 9 条原则是医疗补助建立理想的知识管理计划的基础。

（1）以患者为中心的护理管理：护理管理团队应该执行协调的服务，包括评估、护理计划、护理评估和结果跟踪。通过向需要相同或相似利益（教育、锻炼等）的客户群提供服务，可以提高效率。在个人护理和更大范围的团体护理中评估个人需求。

（2）全面护理：应提供全面的预防和治疗服务。临床和社会服务都应得到有效的协调和评估，以改善疗效（糖尿病患者的获益受到护理团队所有成员，如医生、营养师等的影响）。

（3）按人头计算：健康计划的每月保险额按人头计算。在以价值为基础的支付制度中可以建立促进护理质量的激励计划。

（4）技术使用：应有效地使用信息和护理技术，以增强高质量和高效率的服务。

（5）志愿服务：应努力招募退休医生和护士参加协调医疗服务。

（6）选择和参与：患者应可以自由选择健康中心的看护人。患者参与医疗过程和结果是建立对医疗系统信任的重要步骤。

（7）护理的连续性：应指定并协调患者的定期护理来源。患者能够选择向同一位医生寻求治疗。

（8）责任制：应将诸如卫生计划雇主数据和信息集（health plan employer data and information set，HEDIS）之类的规范性标准传达给护理团队员工，并对其结果进行衡量，以确定协调护理的质量和效率。应当在实践中建立奖励应用责任制的激励措施。

（9）伙伴关系：在社区卫生中心，急症护理、亚急性护理和长期护理设施之间建立牢固的伙伴关系，以减少服务的分散性。此外，建立或参与循证公共卫生系统至关重要（Fielding et al，2006；Tilson et al，2006）。

9.5 管理式护理项目的目标和计划

9.5.1 目标

（1）分析 CHC 数据，确定有助于改善绩效的因素，作为以患者为中心的护理管理处方，并通过以下任务来降低成本。

1）进行多变量分析，以确认历史上与 CHC 数据中指示的绩效改善相关的实践。

2）进行敏感性分析，通过分析工具和离散事件模型模拟确定性能决定实践，并以成本效益证据为协议制定、优先级划分和政策制定提供信息。

3）根据精算数据，假设检验和实践评估得出的规范性绩效影响模型。

4）利用模拟或人工智能验证量化所推导出的模型在医疗卫生经济安全中应用的预期结果。

（2）使用完全符合 HIPAA（健康保险可移植性和责任法案）的数据库，通过采用以下方法，在初级保健提供者、专科医师、急诊部门，以及行为和社会科学提供者之间共享人口统计和基本信息。

1）可行的数字记录，因为它们可共享、固有和搜索，易于重新编译，可用于决策支持，以及进行公共卫生监测、报告及反馈分析。

2）将非数字文件扫描到系统中，并链接到客户记录以建立电子文件存储库。

3）指纹识别和其他定义机密性的技术以保护系统。

4）可用的预防服务清单，以确保选择各种决策支持系统。

5）电子转诊/跟进追踪系统，用于随访、保健、疫苗接种、实验室和其他连续性护理服务。

6）为当地的初级卫生保健单位建立系统，通过 HIT 技术来便于出版、分发、使用和评估，并减少错误，以提高安全性和减少浪费。

（3）建立一个药房系统，通过带有专门处方系统模块的医疗管理系统与所有供应商进行电子连接，从而实现以下目的。

1）支持药品库存的集中采购。

2）通过处方系统和财务分析模块评估药物输送系统。

3）为客户购买规模经济的药品，以确保最低的成本。

4）为医生和工作人员提供快速有效的自动化处方书写和分发系统。

5）为所有患者提供地理上的药品获取途径，而无须运输，包括上门送货。

6）建立自动化的库存和采购系统，以确保最大的运营效率，从而节省系统成本。

9.5.2 计划

我们的计划是提出一种高效的方法来纠正 HE 安全问题。

（1）根据研究证据，利用 CHC 数据来寻求最佳的实践性能。

计划对 CHC 数据进行分析，以确定有助于改进性能的因素。在成本、护理质量和患者安全的基础上，分析比较干预和控制的测量性能。因此，分析结果将作为以患者为中心的护理管理和成本降低的合理的循证处方，且不会影响护理质量。

此外，进行多变量分析，以确定与 CHC 数据中显示的改进性能相关的历史实践。将使用分析工具和离散事件模型模拟对确定的性能决定实践进行敏感度分析，以提供协议开发、优先级排序和政策的成本效益证据。规范的性能模拟模型可从精算数据、假设检验和实践评估中得出。该模型将用于验证并量化预期结果，并用于提高 HE 安全性。在完全成熟时，该模型可动态地应用于护理管理，为特定地点和背景的组织量身定制独特的参数值，并提供高特异度的性能优化。

（2）应用知识管理，围绕步骤（1）确定的基准开发医疗保健提供模型（图9-1）。

如果所提供的护理质量不足以保护需要帮助的人，那么用钱能买到的最具创新性、最有效的保健模式就毫无用处，正如一个没有保险的公民的工资不能满足其住房或家人的需求。因此，当务之急是建立一个有效的医疗模式，预防慢性病的发生和发展，减少慢性病对个人、家庭、社会的影响。

图9-1的ICMP模型聚焦于已知的社区卫生中心，展示了一个以患者为中心的护理计划，该计划认识到围绕个人客户需求的服务的好处。患者被安置在他们的医疗保健领域里，这是一个在技术上有良好联系的医疗社会导航员，经过培训，可以指导患者选择医疗保健，并对提供者团队的护理（内外）进行协调。这名倡导者，配备了HIT的医疗/社会导航员，牢牢地坐在客户的领域和健康中心的领域，在那里他们可以协调从预约到群体教育，再到托儿服务的护理需求。保健中心的工作人员和其他资源被更大的社区和其他安全网络机构覆盖。

这个管理式护理计划有4个共同的主线，这使它区别于其他私人和医疗补助管理式护理产品。这4个特征都来自健康中心的研究，这些研究确定了影响

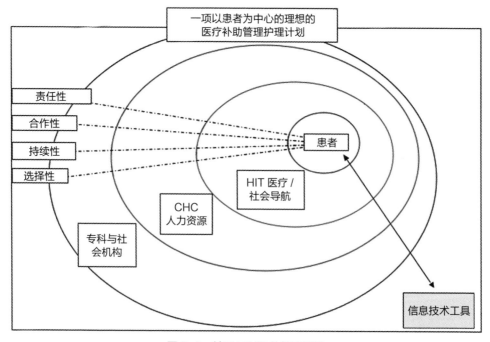

图9-1　基于ICMP的护理模型

健康中心向更满意的客户提供更高质量的医疗服务能力的差异。这些因素贯穿模型的每个领域，如问责制、合作关系、连续性和选择权。

基于 ICMP 的护理模型的所有领域的信息技术工具旨在跨风险池开发、部署、维护和评估以患者为中心的管理护理计划。利用资讯科技，如扩展 EHR、网上查阅、数码档案存档、电子药剂、电子转介、综合账单及投寄等，改善服务。技术将通过基于知识的患者护理管理改善客户对服务的访问，扩大提供者的联系，减少碎片化并提高系统效率，从而改善保健结果。这个基于一系列成功案例的理想设计可以作为州/省医疗补助管理医疗的典范（图 9-2）。

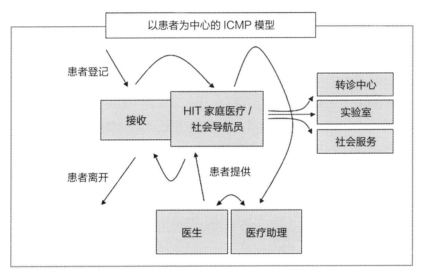

图 9-2　基于 ICMP 的护理过程

9.5.3　预期结果

根据 IOM 提出的标准，预期将取得以下结果。

（1）以患者为中心的护理：使用 EHR 系统将最大限度地减少患者对医疗接收过程的挫折感。同一服务提供者可以在卫星办公室、家访或医院查看并立即获取患者的所有信息，最后进行评估和推荐治疗方案，并且医疗记录不会"丢失"。

（2）公平护理：通过公平的 HIT 应用，循证医学将减少保健方面的差距，包括在家分娩在内的所有患者均可通过地理途径获得药物，无须运输。

（3）高效的护理：通过避免重复和浪费，该计划有望提高效率。在以患者为中心的记录的完整程度上，程序期望通过避免冗余来优化效率，通过电子邮件、即时消息和文件共享改进的安全通信，减少现场等待时间、电话等待时间，以及重新输入和转诊等待时间。

（4）及时护理：通过提供可24小时访问的患者医疗数据，减少记录、转录和数据输入，该项目将提供及时护理。在危及生命的紧急情况下，医生或其他医务人员可以立即访问特定的患者记录，这有助于在几种治疗方法中迅速做出决定。

（5）安全护理：由于循证医学的服务点信息的可获得性，该项目将减少处方错误，增加预防性卫生服务，避免不必要的重复和风险程序，从而提高护理的安全性。通过持续的护理和连贯的护理管理，患者可得到更好的照料，患者的安全也将得到加强。

（6）高质量的护理：通过HIT授权的患者护理管理团队对结果和护理连续性的关注，将减少随访的损失。客户会跟进转介的专科治疗，这样不会因为不断询问他们的病史而持续侵犯个人隐私。由于减少了管理和患者护理成本，专家们将更愿意参与到为无保险的人和保险不足的人提供的护理系统。通过改变以证据为基础的交付方式和消除无用的做法，将减少不必要的转诊。

（7）人口健康管理系统：必须将安全网功能从急症护理设施的急诊科转移到社区卫生中心或社区护理。这种转变必须通过以预防为导向的个人和公共卫生系统的健全实践来确保（Marathe et al，2007）。

全面战略计划路径首先是立即推出可行的技术解决方案，辅以知识管理技术并加以调整，以确保正确的人在正确的时间通过正确的方法获得正确的信息，进而确保计划正确，然后可以根据需要进行跟踪和定制。利用现有的数据做出安全的临床决策，然后跟踪这些决策的结果，继续为决策提供信息，从而形成的反馈回路，这一过程是知识管理的中心。应用的技术越具有创新性，在加强保健服务系统的效率和效力方面的选择就越灵活。综合护理模式与基于技术的、以患者为中心的交付系统相融合，是一种创新策略，通过社区卫生中心，为医疗补助受益人改善急需的综合医疗服务。通过促进发展和实施以患者为中心的护理，并将可能患有多种慢性病的医疗贫困者所需的保健和社会服务结合起来，可以实现其在提供初级保健和预防性保健方面的成本效益。

9.6 结论

美国的医疗体系未能通过社区医疗中心提供综合医疗。医疗补助危机在每个州都普遍存在，并对紧急部门的运作和职能产生了不利影响。为医疗补助受益人提出的管理式护理计划是基于社区的交付系统，试图通过健康信息技术进行应用、发展和重组。

本章阐述了建立社区健康中心的重要综合护理原则，以服务于美国服务不足的人口。我们提出一个模式，即在一个基于社区的交付系统的设计中使用卫生保健信息技术。基于社区卫生中心的最佳实践，分析了影响其有效性和效率的因素，制订了综合护理管理计划的原则，讨论了基于健康信息技术的交付系统的预期结果。

如果人口的健康和管理，特别是与贫困或服务不足的患者有关的健康和管理被确定为医疗改革和政策变化的优先事项，那么在社区保健中心的综合护理中，以信息技术为基础或运用智能交付系统是更加可行的。

第 10 章

减少慢性病患者再住院：护理管理干预的临床决策支持系统

Reduction of Readmissions of Patients with Chronic Conditions: A Clinical Decision Support System Design for Care Management Interventions

> **摘 要**：随着人口老龄化进程的加快，护理或管理慢性病患者势在必行。我们应该采用多种策略来优化实现高质量和低成本护理的最佳解决方案。本章提供了一个令人兴奋的机会来证明一个合作项目对慢性病护理管理和健康促进研究的有效性。通过决策支持系统，特别是与多项慢性病有关的决策支持系统，为具体的慢性病制订高效的人口健康管理方案，需要协同整合多种解决方案和策略以降低风险或避免再住院，主要包括以下三方面：①倡导以患者为中心的护理和教育；②整合卫生信息技术，产生有价值的使用和综合信息学，以加强临床和行政决策；③包含使用基于价值的支付系统的护理费用。
>
> **关键词**：人口健康管理；比较有效性；降低风险；再住院；决策支持系统；健康信息技术；基于价值的方法；人工智能方法

10.1 前言

慢性病的患病率与年龄呈正相关。一些慢性病如 2 型糖尿病、慢性阻塞性肺疾病、哮喘、心力衰竭、高血压和其他心脏疾病的反复住院，被认为是动态护理敏感性的问题。为了避免或减少患者住院或再住院的风险，决策提供者和照顾者必须将个人因素和背景因素纳入护理管理计划。事实上，在监测和提高护理质量的过程中，与动态护理敏感条件相关的再住院一直被认为是主要的保健问题之一（Wan et al，2017）。患者再住院率高的原因包括缺乏过渡护理、不恰当的或难以获得的基础护理，以及医院设备条件差等（Golden et al，2013；Jackson et al，2013；Jencks et al，2009；McCall et al，2004；Mor et al，2011）。

第 10 章　减少慢性病患者再住院：护理管理干预的临床决策支持系统

经验性研究发现个人特征、诊断条件、转院或出院状况、保健系统因素，以及与重点医院的距离都是患者再住院的潜在危险因素（Benbassat et al，2000；Herrin et al，2015；Jackson et al，2013；Joynt et al，2011b；Kulkarni et al，2016；Marcantonio, et al，1999）。当在调查中同时控制患者特征的影响时，人们对环境（县特征）、机构（诊所特征）和人口学（总体患者特征）因素如何导致患者再住院的变异性知之甚少。

根据 Jencks 等（2009）的说法，医疗保险患者在所有情况下的再住院率为 19.6%（从急性护理医院出院后 30 天内再住院）至 34%（出院后 90 天内住院）。如 Medicare Compare.gov 公布的那样，2007～2011 年医疗保险受益人在所有情况下的再住院率为 19%，2012 年下降到 18.5%。Brennan（2014）报道了患者再住院的费用估计为每年 250 亿美元，其中约 174 亿美元是可以避免的。医疗保险和医疗补助服务中心（the centers for Medicare and Medicaid Services，CMS）已经开始监测可避免的住院和再住院情况，方法是实施医院再住院减少计划或财政制裁计划，以消除这一医院质量问题。事实上，该计划减少了因充血性心力衰竭、急性心肌梗死或肺炎而接受治疗的医疗保险老年患者的高再住院率的医院报销。从 2012 年 10 月开始医疗保险老年患者的医疗保险支出开始减少，2013 年减少 1%～2%，2014 年减少 3%。从 2014 年 10 月开始，还对患有慢性阻塞性肺疾病的医疗保险老年患者的再住院率进行了监测。从 2015 年开始，髋关节和膝关节置换患者的再住院率被纳入再住院减少计划。与此同时，2010 年 3 月 23 日颁布的《患者保护和平价医疗法案》将加强以患者为中心的护理，并通过扩大未投保者的健康保险范围来改善非住院护理的提供和预防，同时《患者保护和平价医疗法案》第 3025 条还强调了降低患者再住院率的重要性。

研究文献表明，疾病的严重程度和其他个人特征造成的患者再住院率的差异。因此，在调查再住院率的背景、组织和生态相关性的独立作用时，必须考虑患者基础病和疾病的严重程度。

本章的 4 个具体目标是：①阐明减少再住院或可避免住院的可行策略的必要性；②考虑采用多水平或多层次的方法，将以患者为中心的干预和生态层面的干预相结合；③提供行动的比较策略；④寻求可行的和最佳的做法，以解决可能有助于降低特定慢性病患者再住院风险的人为因素。

10.2 人口健康管理中降低风险策略和干预措施的定性方面

无论是哪种慢性病,患者与其医疗提供者之间的沟通渠道对于促进患者持续坚持治疗至关重要。有证据表明,通过电子邮件、社交媒体或电信网络与医疗提供者直接沟通的患者可以看到更好的治疗效果和自我感觉。然而,关于利用各种通信渠道或网络来降低再住院风险或避免再住院的比较结果的研究尚未进行,特别是在使用临床试验研究设计方面。

基于定性方法的人口健康管理策略一般见于以下 4 个领域。

(1) 风险感知:每个人对危险因素的认知可能反映出不同的精准度。但是,患者很容易被说服或被激励专注于各种个人习惯或生活方式,这些习惯或生活方式可能会改变经历不良事件或结果的相对风险。

(2) 风险区分:通过风险因素的划分,患者可能意识到需要对风险倾向进行分类,以便采取行动避免阻碍事件或结果。因此,如果有足够的证据或信息可供获得,患者可学会如何区分经历重新住院的可能性的相对风险。

(3) 风险评估:基于价值的评估可以由正在选择最佳解决方案的患者进行。患者通常会判断一项行动的益处和成本。

(4) 价值优化:通常首选最小努力原则,以便在风险评估之后选择更有效的行动或计划。

人口健康管理方案的成功取决于每位患者如何看待上述减少或避免风险的定性方面。因此,以患者为中心的护理管理必须在人类感知中考虑到这些相关领域。精心设计的人口健康管理必须收集有用的信息,这将有助于更好地理解个人情况或情况的变异性。需要进行探索性研究,使需求评估正规化,然后调查人员才能继续设计和实施有效和可靠的风险评估工具。

10.3 人口健康管理中降低风险策略和干预措施的数量方面

科学的风险评估旨在量化多种具有竞争性的风险因素,这可能有助于为早期干预提供方向,特别是健康状况模式可能与突出疾病严重性和唆使使用昂贵的服务模式的情况的相关检测有关。运用人工智能或使用"大"数据的机器学习的最新进展有可能包括指导慢性病预防、治疗和康复方面,以及使处方工作正规化。通过临床、人口健康、管理和生物统计学学科的科学家多层次策略的研究合作，许多令人兴奋的人口健康管理计划和服务正在美国不断发展。创新的人口健康管理方案已经实施，可降低患者再住院率，如飞利浦医疗保健的联盟、参与和整合以患者为中心的人口健康行动计划、IBM 的沃森健康、Optum 人口健康的信息，以及其他私人或企业或服务机构的方案（Cognitive Healthcare Solutions，2017；Cortad et al，2012；Proctor et al，2016）。

量化再住院风险降低的方法可以分为 3 个基本步骤：①风险分割；②风险降低；③风险规避。风险分割是通过预测树分析或自动交互检测器分析来识别相对同质的子群（Wan，2002）。通过使用一个理论知情框架，如 Andersen 行为系统模型，研究人员可以对预测变量进行分类，如倾向、使能和需要照顾的因素，以考虑利用行为的变异性（如住院或再住院）。然后，利用自动交互检测器分析（Wan，2002）或预测树分析（Sherrod，2002），通过个人属性和环境属性的集群对患者群体进行细分，使终端子群显示出子群内的同质性和子群间的异质性。

在设计人口健康管理程序时，风险细分阶段确定的子组可能会有不同的风险减少策略。个人选择是成功执行程序的一个重要组成部分。在前一章，我们对影响心力衰竭患者住院风险的部分人为因素进行了系统性回顾和 Meta 分析。心力衰竭患者可选择一个单一的策略或多个组合的策略来降低其再住院率。下一部分将介绍再住院率的不同策略选择的统计算法。

避免风险是基于一种优化算法，该算法将最大限度地利用特定的动作或过程。在现实中，如果一个人可以依靠从知识管理工具中观察到的或产生的经验证据来改变概率，就会在决策中获得模拟结果的可信度。为了实现这一目标，研究人员必须收集更多的数据，然后使用多元建模技术（如因果分析或结构方程建模）验证由理论范式指定的统计模型（Wan，2002）。我们采用达到避免风险的最终目标的方法是在未来的研究中采用前瞻性或实验性研究设计。

10.4 开发和实施减少医院慢性病患者再住院的临床决策支持系统：人工智能方法

人工智能是通过各种科学努力发展起来的，也是从数据收集、统计或数学建模、因果分析、模拟、预测分析设计和知识管理应用中发展而来。数据科学已成为大数据探索和挖掘的主流之一。数据科学的科学算法可以基于 3 种不同的方法，第一种方法是在理论规范下收集新的或现有的研究数据，然后利用现有的数据验证所提出的模型的拟合优度（Wan，2002）。第二种方法是对在具有特定选择标准的各种期刊上发表的科学文献进行系统性回顾和 Meta 分析。一组经过严格挑选的文章被集合起来进行分析，并在不同的模型假设下进行验证。这使得研究人员能够使用关键参数来估计单个或多个策略的优势比，以达到理想的治疗或干预目标。第三种方法是在交互模式下设计一个新的网络设计的数据收集系统，以便用户能够上传与个人选择行为改变因素相关的信息，从而使他们能够减少再住院的可能性。在基于云的信息系统的帮助下，调查人员可以收集与本临床决策支持系统的潜在用户的拟议干预策略的近端（短期）、中间和远端（长期）结果相关的新信息。最终，从这种方法中可以学到更精细的人工智能算法，以实现最优解（如降低医院再住院风险或概率）。此外，所设计的系统也可以扩展到全球应用。

下面是一个例子，以说明开发和实施临床决策支持系统的细节，以减少心力衰竭患者重新住院的风险。

10.4.1　心力衰竭患者再住院研究：逻辑回归的初步结果

人为因素可改变心力衰竭患者再住院的可能性。我们的研究团队对心力衰竭患者再住院率进行了系统性回顾，对 113 项可能影响心力衰竭患者再住院率的人为因素进行了 Meta 分析。使用为 Meta 分析创建的数据库，对影响心力衰竭患者再住院的多个人为因素进行了 Logistic 回归分析。

图 10-1 显示了一些人为因素，可作为避免心力衰竭患者再住院的个人策略，如饮食建议（营养）、体育锻炼（活动）、展望、教育和评估、人际关系及休息和放松。

10.4.2　主要效应模型

有学者制作了为了避免心力衰竭患者再住院的可能性而使用单策略的效果模型。在该模型中，$P \leqslant 0.05$，具有明显的统计学意义，并以反向选择程序的变量选择为指导（将所有自变量放入模型中，然后删除 P 最大的变量，再用相同的选择标准重新运行模型，直到模型中的所有自变量都是明显的）（表 10-1）。

假设的主要效应模型：对休息、人际关系和展望有统计学意义。由于 $P=0.59$，大于显著性水平 $\alpha=0.05$，因此没有证据拒绝零假设。因此，我们不能得出结论，即所研究的干预策略有助于改变反应或结果变量。

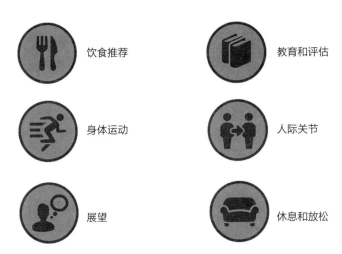

图 10-1 人为因素改变心力衰竭患者再住院风险的例子

表 10-1 根据选定的关于心力衰竭重新入院的临床试验研究，对影响风险降低可能性的人为因素进行分类（N=113）

原则/重要性	1（出席）	0（缺席）	显著性变量
选择	102	13	-
休息	3	112	*
环境	0	113	
活动	44	71	
信任	0	113	
人际关系	24	91	**
前景	18	97	**
营养	68	47	-

**$P<0.0001$；*$P<0.05$

10.4.3 互动效应

根据我们的干预摘要，互动效应每次都被添加到 Logistic 模型 [显著（事件="1"）=干预] 中，看它是否具有统计学意义（表 10-2）。

然后，在主效应模型中加入所有具有统计学意义的交互项，采用反向选择来选择变量。以下是最终模型，其中包括所有具有统计学意义的变量。

表 10-2　各种交互作用对心力衰竭患者再住院风险降低可能性的统计意义

互动	P	显著性
活动 * 选择	0.03	*
活动 * 前景	—	**
选择 * 营养	0.25	—
选择 * 前景	—	**
休息 * 前景	0.71	—
选择 * 人际关系	—	**
活动 * 选择 * 营养	0.012	*
选择 * 人际关系 * 营养	0.000 8	*
选择 * 人际关系 * 前景	—	**
选择 * 营养 * 前景	—	**
活动 * 选择 * 人际关系 * 营养	—	**
活动 * 选择 * 休息 * 营养	0.71	—
活动 * 选择 * 人际关系 * 营养 * 前景	—	**
活动 * 选择 * 人际关系 * 营养 * 前景 * 休息	0.98	—

* 显著性统计学意义 ≤ 0.05；** 显著性统计学意义 ≤ 0.01

意义（事件 = "1"）= Rest 人际关系展望活动 * 前景

活动 * 选择 * 营养选择 * 人际关系 * 营养

选择 * 前景 * 营养（表 10-3 和表 10-4）

通过"休息"干预减少心力衰竭患者再住院率的概率约是没有"休息"干预的 13 倍。对于交互作用，用选择 * 人际关系 * 营养和选择 * 营养减少心力衰竭患者再住院率的概率分别是没有用这些的 7 倍和 4 倍。

表 10-5 显示了模型的整体拟合优度。由于 $P=0.835$，> 0.05，具有显著性统计学意义，我们无法拒绝无效假设。因此，没有足够的证据证明这种干预策略对结果变量的影响。根据最终模型，我们可以自信地说，"休息干预"可以明显减少心力衰竭患者再住院率，其再住院率比没有用休息干预要高 13 倍。然而，"人际关系"和"前景"干预对心力衰竭患者再住院率没有明显影响。虽然我们

没有证据表明"选择"和"营养"在影响心力衰竭患者再住院率方面分别具有统计学意义，但选择*人际关系*营养和选择*外部*营养组合的患者都能明显减少心力衰竭再住院率。与选择*人际关系*减少心力衰竭重新接纳的心力衰竭再住院率约是没有它的7倍，而减少与选择*外部*减少心力衰竭重新接纳的心力衰竭再住院率约是没有它的4倍。

表 10-3　统计上显著的主要效应和相互作用效应的最大似然估计（$n=113$ 项研究）

最大似然估计的分析							
参　数			DF	预测值	标准差	Wald χ^2	Pr>ChiSq
截距	-	-	-	1	0.795 8	0.098 5	65.297 0	<0.000 1
休息	1	-	-	1	2.560 9	0.584 1	19.224 2	<0.000 1
人际关系	1	-	-	1	-1.383 8	0.258 6	28.630 8	<0.000 1
前景	1	-	-	1	-2.852 9	0.509 3	31.381 5	<0.000 1
活动*前景	1	1	-	1	-2.054 2	0.742 1	7.661 7	0.005 6
选择*活动*营养	1	1	1	1	-0.525 8	0.172 3	9.308 4	0.002 3
选择*人际关系*营养	1	1	1	1	1.955 1	0.431 0	20.581 8	<0.000 1
选择*前景*营养	1	1	1	1	1.450 0	0.651 5	4.953 6	0.026 0

表 10-4　心力衰竭患者再住院风险降低的奇数比（B 部分）（$n=113$ 项研究）

风险比评估			
效　果	估计值	95%CI	
休息 1vs 0	12.948	4.121	40.680
人际关系 1vs 0	0.251	0.151	0.416
前景 1vs 0	0.058	0.021	0.156
AO 1vs 0	0.128	0.030	0.549
ACN 1vs 0	0.591	0.422	0.829
CIN 1vs 0	7.065	3.036	16.441
CNO 1vs 0	4.263	1.189	15.284

表 10-5　整体模型拟合度统计数据

Hosmer 和 Lemeshow 拟合优度测试		
卡方值	DF	$Pr > x^2$
2.100 1	5	0.835 1

10.4.4　一种基于云计算的数据设计与应用

制订一个用于收集用户选择的减少风险策略及其最终结果或预后的数据平台。这个平台将作为在前瞻性设计中汇编实时数据的一种选择，以便在现有的数据系统中添加新的信息，重新校准心力衰竭患者减少风险行为的估计值。因此，未来可以对具有不同主要效应和个人策略交互效应的预测模型进行验证。这种方法为个人选择不同的非侵入性人类干预策略的可行性提供了真正的检验。

10.4.5　为交互式数据采集设计制订的基于网络的数据安全与管理计划

本部分介绍了一种被提议的新的数据采集计划，它具有基于网络的安全架构，由安全数据采集系统、安全数据仓库管理系统、安全数据存储系统、数据质量保证系统和数据分析系统组成。在这种架构下，由临床决策支持系统的多个用户的个人和数据将使用安全的基于 Web 的技术进行收集、存储、处理和分析。由于这些数据包含私人信息和敏感信息，因此处理这些数据的程序将基于国家卫生研究所提供的"健康数据安全监测和报告"准则进行构建。

图 10-2 说明了拟议的基于网络的基础设施。地理分布的客户端计算机可以发送收集到的数据，也可以在不安全的互联网连接上安全地检索和分析存储的数据。还可以采取其他措施来保护信息，如从客户端计算机到前端防火墙，利用基于 IPSec 的虚拟专用网（virtual private network，VPN）技术建立安全网络连接；对客户端计算机进行身份验证，并对所有网络流量进行加密，以保护通过互联网传输的信息。防火墙由包过滤路由器组成，这些路由器检查所有的网络数据包，并且只允许授权的流量通过。防火墙保护和隔离 Web 服务器后面的私有网络。防火墙可以是基于软件的，也可以是基于硬件的，但人们通常使用基于硬件的防火墙，因为它在繁重的网络流量下提供了更高的性能。虽然 IPSec 在网络协议级别提供安全性，但 SSL 在传输协议级别提供了额外的安全性。通过 SSL 保护 Web 流量，提供可靠的端到端安全通信通道。即使没有 IPSec，SSL 本身也可以

第 10 章 减少慢性病患者再住院：护理管理干预的临床决策支持系统

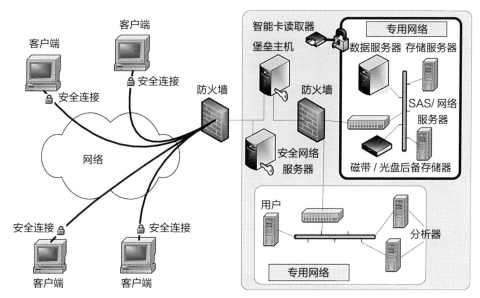

图 10-2 基于网络的安全基础设施

为来自客户端计算机的 Web 连接提供足够的安全性。

提供 VPN、SSL 和安全 Web 服务器需要使用公共和对称密码系统。在这些系统中，认证和加密需要适当的识别机制，通常由可信的第三方认证机构（如 VeriSign）进行。这些标识可用于服务器和客户机计算机之间的身份验证。在拟建的体系中，中间将包括 2 个防火墙和 1 台堡垒计算机。该体系结构比单一防火墙拥有更严格的安全性。若只有 1 个防火墙，一旦防火墙被破坏，来自外部的网络流量就可以直接流入私有网络。然而，若根据我们的建议进行配置，已经穿透了第一个防火墙的流量仍然需要通过堡垒主机和第二个防火墙的身份验证和过滤。

这种基于 Web 的体系结构由客户端、安全 Web 服务器、安全 SAS/IntrNet 服务器及后端数据库和存储服务器组成。客户端通过安全的网络通信通道连接到安全的 Web 服务器以访问数据，但是客户端不能直接访问存储在数据库和存储服务器中的数据。基于 Web 的服务提供处理用户请求的用户界面，然后 Web 服务器联系私有网络中受保护的数据库和存储服务器。这样，最重要的资产，即数据，就可以在潜在的系统妥协的情况下得到适当的保护。例如，第二个防火墙只允许来自安全 Web 服务器的数据包，并阻止所有其他流量。另外，在私有网络中工作的分析人员可以方便地访问这些数据。

安全和隐私是在新数据收集系统的实施中要考虑的两个最关键的方面。可靠性也必须要考虑。由于软件和硬件故障，存储在数据库和存储系统上的数据可能会受到损坏。独立磁盘（redundant array of independent disk，RAID）系统的冗余数组将信息传播到多个磁盘上，使用磁盘剥离（RAID 级别 0）和磁盘镜像（RAID 级别 1）等技术来实现冗余，以便存储系统能够容忍故障。在安全基础设施的保护下，独立磁盘系统由安全数据采集系统、安全数据仓库管理系统、数据质量保证系统、安全数据存储系统和数据分析系统 5 个组成部分。

该系统包括 3 台服务器、安全网络服务器、安全临时数据存储服务器和 1 台 SAS/ 内部网服务器。站点和代理机构可以通过客户端计算机使用此系统来输入、查看、验证和修改数据。输入此系统的数据将在被发送到永久存储服务器之前进行验证。所有的数据录入、数据查看/验证和修改都将使用最先进的 SAS/ 内部网技术进行开发。数据输入表格将根据研究小组在前 15 个月制订的研究方案来设计。该系统的组件包括基于网络的数据输入系统、基于网络的数据访问系统和基于网络的报告系统。为通过服务器收集和传播的流量提供安全，需要服务器上大量额外的计算开销，因为基于密码学的安全机制是基于密钥生成，以及加密和解密时的复杂数学计算，这将阻碍服务器的可伸缩性。学者考虑通过增加一个专用的基于硬件的加密协处理器来缓解这个问题。

图 10-3 为一个数据仓库的数据分析系统草图（由主要的概念领域组成，其中包含相关变量，用于估计减少被重新送往医院的风险的可能性），包括数据库存、数据挖掘和预测分析，以及一个基于网络的交互系统。这使得我们能够为临床决策支持系统构建一个升级的预测分析系统，其中包含来自系统参与者或

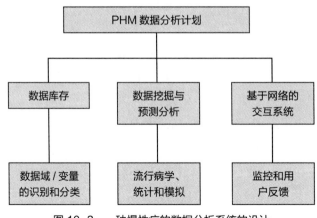

图 10-3　一种慢性病的数据分析系统的设计

第 10 章 减少慢性病患者再住院：护理管理干预的临床决策支持系统

用户的新的和丰富的数据。

10.5 结论

实施一项成功的人口健康管理项目是一件复杂的事情，需要来自不同领域的多个科学家的跨学科努力，以及健康信息技术和信息学知识的使用。

综合护理开发商或创新者面临的共同挑战在各种研究文献中有很好的记载，如欧盟资助的关于弱势群体综合护理的研究项目（Rutten-vanMolken，2017），以及对复杂多病患者护理管理的评估（Tortajada et al，2017）。研究方面的挑战包括缺乏共同的语言和对研究方法的理解；难以评估综合护理方案或患者护理结果的效果；没有充分利用患者报告的结果措施来反映改进情况；将多个数据来源联系起来进行方案评估的复杂性；缺乏明确的证据来指导最佳的做法，并在协调和实施综合护理的决策支持系统的协助下进行指导等。

本章提供了一个令人兴奋的机会，以证明一个合作项目对慢性护理管理和健康促进研究的有用性。在对临床研究进行系统审查和 Meta 分析以产生科学证据，以及避免/减少心力衰竭患者再住院风险方面，已经吸取了许多经验教训。为特定的慢性病，特别是与多种慢性病有关的特殊慢性病，建立一个实用且有效的人口健康管理项目，需要多方协同努力，以同步多倾向的解决方案。通过以下措施可降低患者再住院的风险，甚至避免再住院：①倡导以患者为中心的护理和教育；②整合卫生信息技术，产生有意义的使用和综合信息学，加强临床和行政决策；③通过使用基于价值的支付系统控制护理成本（图 10-4）。

在重塑人类生存曲线方面，人口健康管理研究起着重要作用，或就像 James Fries 所说的那样，"在一个日渐衰老的世界中，由于死亡率的压缩而形成矩形社会"（Fries et al，1981）。当人口处于快速老龄化的轨道上时，必须照顾或管理慢性病患者。我们应该采用多种策略来优化最佳的和实用的解决方案，以实现高质量、低成本的护理，并倡导多种疾病护理管理的最佳做法。

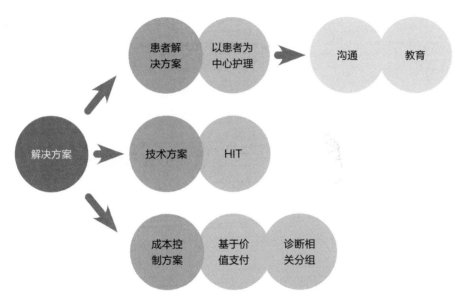

图 10-4　努力同步多种解决方案，促进人口健康管理

结　语
Epilogue

在改进人口健康管理研究和实践需求的启发下，我们对慢性病持续管理质量及效率从结构、过程和结局三个维度进行深入研究。从综合理论视角看，人口健康问题使我们在慢性病广义生态学研究领域有所创新。这一视角是在"人—地—时"三个维度下，以人为本，强调人口层面上的健康管理。这一跨学科视角促使我们对改善行政职能和"患者本位"医疗模式的相关因素（如倾向因素、促成因素和医疗需求因素）进行了概念化和实证研究。及时而深入的人口健康管理研究，为完善多病种和多慢性病的综合医保政策提供了重要的信息参考。

本书由3个部分组成：人口健康管理的趋势和策略、基于证据的人口健康管理方法，以及未来改进并优化人口健康管理的研究和挑战。每个部分都有具体的章节说明和详细实证，具体如下。

第一部分：探索人口健康管理的趋势和策略

人口健康管理的研究视角已由历史引文中的生态健康观发展为人口健康综合观，即从人口健康（宏观）与个体健康（微观）结合的角度看待人口健康问题。人口健康管理正式适用于制订和实施不同的成本控制策略，从预支付体系（如与诊断相关的分组）到基于价值的支付体系（如绩效支付），这些策略都是基于数据驱动且实证可行的政策。有证据表明，单一的成本控制策略难以提高医保体系的生产力和效率。相反，通过采取多种变化策略，联合多个公私实体的协同治理，加之研究者和实施者们的共同努力才能实现和优化人口健康问题解决方案。针对高医疗支出的易感患者群体进行医疗管理干预，这一实践优化有赖于多源头的预测分析和数据信息。

第二部分：确立循证的人口健康管理办法

优化人口健康管理程序需要精确严谨的措施或标准。确立人口健康管理实践策略有助于医疗管理的改善与整合。为实现更好的医疗效果，医院和流动救护站还收集了必要的数据，并以数据分析、预测分析，以及行政和临床决策作为补充。这一阶段的持续研究与未来人口健康管理规划密切相关。临床及行政决策支持系统在医院或卫生机构用于提高健康管理质量和效率,但这一系统的相对有效性,我们还知之甚少。

第三部分:优化卫生信息技术在人口健康管理研究中的应用

借助实证研究的系统性回顾和 Meta 分析,我们对人口健康管理的动态性质和整合机制进行了描述和补充。如果在现实世界中开展随机设计的科学研究,可更好地理解当下人口健康管理一体化的过渡阶段。此外,借助决策支持系统和医疗管理技术,纵向设计有关整合机制的研究,我们将获取深刻而有意义的信息,用于指导人口健康管理行业的过渡和变革。

本书回顾了改进人口健康管理方案的证据,为进一步完善医保政策改革,尤其是对有关未来人口健康管理产业结构的完整和质量的改进提供指导。通过与全世界致力于人口健康管理研究和改进的国际学者合作与学习,我们获得了有力的经验。

最后,我们深感惭愧,因为现有的大量知识是通过与多学科科学家的交流获取的。显然,没有医疗管理技术和创新的帮助,任何人都无法解决全球健康问题。本书也只是开始去探索建立国际合作的可能性,以求在群体水平解决慢性病的复杂病因和治疗机制。通过全球卫生合作,我们可以同心协力,重新制订人口健康管理规划:

- 重新设计医疗管理路径。
- 使用实验方法进行设计和实施干预研究。
- 制订系统可操作的临床病例管理策略,涵盖医疗需求评估、医疗计划、医疗监测和结果评估。
- 进行效果比较分析,以支持实施和评价慢性病医疗综合管理的增值主张。
- 评估在群体层面改善医疗管理行为和个体层面加强自我管理、采用决策支持系统时的效率或有效性。
- 核验质量改进效果兼顾供需双方(医疗服务提供者与患者)视角。

请扫码查看本书参考文献